青少年女性癌症防治手册

主 编

陆光生　　周英杰　　孔方方　　景　晔

副主编

张慧明　　程颜苓　　王鹤云　　刘　丽

赵玲娟

编著者

高建茹　　孟　震　　吴连东　　张　峰

沈　光　　张魁君　　田会春　　王　恒

徐宏娟　　朱文晓

金盾出版社

内 容 提 要

本书重点介绍了子宫颈癌、子宫内膜癌、卵巢癌及乳腺癌的基础知识，首次提出预防女性四大癌症要从青少年开始的全新理念。主要内容为四大癌症的高危人群、高危因素、发病模式、早期预防、早期表现、早期发现、早期检查、早期诊断、早期治疗及各种并发症的防治。力求给广大女性及父母指出预防女性四大癌症的新理念和具体指导。本书内容丰富、科学实用、结构新颖、语言轻松、图文并茂。适合于广大女性及基层医务工作者阅读。

图书在版编目(CIP)数据

青少年女性癌症防治手册/陆光生，周英杰，孔方方，景晔主编. —北京 ：金盾出版社，2014.5
ISBN 978-7-5082-8909-0

Ⅰ.①青…　Ⅱ.①陆…②周…③孔…④景…　Ⅲ.①青少年—妇科病—癌—防治—手册　Ⅳ.①R737.3-62

中国版本图书馆 CIP 数据核字(2013)第 244050 号

金盾出版社出版、总发行
北京太平路 5 号(地铁万寿路站往南)
邮政编码:100036　电话:68214039　83219215
传真:68276683　网址:www.jdcbs.cn
封面印刷:北京精美彩色印刷有限公司
正文印刷:北京万博诚印刷有限公司
装订:北京万博诚印刷有限公司
各地新华书店经销
开本:850×1168 1/32　印张:8.75　字数:240 千字
2014 年 5 月第 1 版第 1 次印刷
印数:1~5 000 册　定价:23.00 元
(凡购买金盾出版社的图书，如有缺页、
倒页、脱页者，本社发行部负责调换)

主编简介

　　陆光生，中国人民解放军第四六四医院普通外科主任、主任医师。现任北京军区普通外科专业委员会委员，天津市医学会消化内镜学会专业委员，天津市中西医结合学会普外专业委员会委员，天津市医疗事故鉴定专家委员，天津市医疗保险学会专家委员。

　　1984 年毕业于广州第一军医大学医疗系，1996 年当选全军医学优秀中青年人才。后分别在西安第四军医大学和重庆第三军医大学学习深造 5 年。现已从事外科临床、教学及科研工作 30 年，医学理论精通，临床技术精湛。擅长腹腔镜微创外科手术，对腹部疾病，以及甲状腺、乳腺等良、恶性疾病的诊治，形成了卓有成效的治疗特色。曾兼任多个杂志特约编委，编写和翻译了 3 部相关专业专著，在国内外发表相关论文 20 余篇，多次荣获中华医学会优秀论文奖。积极践行"高尚医德和高超医术"的两高精神，荣获北京军区学习华益慰先进个人等称号。曾荣获军队科技进步二等奖 1 项及医疗成果三等奖 3 项。荣立军队个人三等功 2 次，所在科室荣立集体三等功 2 次。

前　言

乳腺癌是危害女性健康最常见的癌症，在发达国家占第三位，在发展中国家占第五位，母亲患乳腺癌其女儿亦好发乳腺癌，其危险性是正常人群的 2～3 倍。子宫颈癌在女性中仅次于乳腺癌为第二个最常见的癌症，我国每年死于子宫颈癌的人数，居女性死于肿瘤的第二位，仅居胃癌之后。子宫内膜癌仅次于子宫颈癌，女童进食高脂肪、高能量饮食会加速其生长发育，提前性早熟，12 岁以前来月经初潮者成年后将增加患乳腺癌、子宫内膜癌及子宫颈癌的危险性。卵巢癌发病率在我国位于子宫颈癌和子宫内膜癌之后，居第三位，20%～30% 的卵巢癌患者有家族史，母亲患卵巢癌其女儿患卵巢癌的危险性是正常人群的 18 倍，少女患风疹日后发生卵巢癌危险性比正常人高 39 倍。因此，防治女性癌症应从青少年开始。

本书全面介绍女性四大癌症的基础知识、高危人群、高危因素、发病模式、早期预防、早期表现、早期检查、早期发现、早期诊断、早期治疗及各种并发症的防治。力求给父母及女性在预防女性四大癌症上有一个正确科学理念和具体指导，因此防治女性四大癌症应从女童开始实施。本书适合于青年医师、基层医务工作者、广大女性及其父母阅读。

作　者

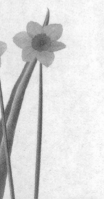

目　录

一、癌症的预防

二、女性生殖系统解剖生理特点

三、子宫颈癌

五、卵巢癌

六、乳腺癌

七、化学药物治疗的并发症防治

八、女性癌症放射治疗并发症防治

一、癌症的预防

1. 癌症的三级预防

世界卫生组织（WHO）顾问委员会于1981年提出，1/3的癌症可以预防，1/3的癌症如能早期诊断可以治愈，另1/3的癌症是可以减轻痛苦、延长生命的。

世界卫生组织对全世界的控制癌症工作已提出了指导性原则，使全球的医务工作者更加重视预防癌症工作，目前已开始更多地关注高危人群癌症的预防。

医学界一般将肿瘤的预防分为三级预防。

（1）一级预防：是指采取有效措施，减少和消除各种致癌因素对人体产生致癌作用，彻底治疗癌前病变，降低癌症的发病率和死亡率。

（2）二级预防：利用癌症筛查、健康查体和早期诊断的方法，早期发现癌症患者，使癌症患者得到早期诊断、早期治疗，取得良好的治疗效果，从而降低癌症患者的死亡率。

（3）三级预防：是在治疗癌症时，千方百计设法预防其复发和转移，防止并发症和后遗症，提高疗效和患者的生存质量。

在三级预防中，一级预防是重中之重，只有采取有效措施，减少和消除各种致癌因素对人产生的致癌作用，有效治疗癌前病变，才能降低癌症的发病率和死亡率。至于二级和三级预防，说明癌症已经在人体内生成和发展，此时预防已失去最佳时机，预防癌症失去了实质性意义。

预防癌症是一项系统工程,是一项全社会的艰巨任务。而对于每一个健康者来说,做到"13"要:①要戒除吸烟嗜好;②要少饮酒或不饮酒;③要改变不良生活习惯;④要进食低脂肪食品,限制动物性脂肪的摄入;⑤要保持良好的心理状态;⑥要在生活、工作中积极克服悲伤、焦虑、痛苦、急躁情绪;⑦要尽最大努力增加生活和工作中的欢乐,少几分忧愁,多几分潇洒;⑧要学会公开表达自己的情绪,养成胸怀宽广豁达的品格;⑨要提倡晚婚;⑩要节制生育;⑪ 要加强性卫生;⑫ 要积极治疗妇科疾病,特别是癌前病变;⑬ 要提倡自己哺乳,哺乳期以 2 年为宜。

癌症的预防要掌握其流行病学,流行病学阐明了其流行情况、特征、流行规模、病因等,根据发病率决定重点预防癌症,可达到事半功倍的效果。癌症预防要了解其病因学,因为只有了解病因才能有针对性地进行预防。大多数癌症的病因是环境因素与遗传因素互相作用所致,环境因素包括吸烟、饮食习惯、居住和工作环境污染物、所用药物、接受电离辐射及体内各种感染源等。癌症的病因是错综复杂且多变的。因此,癌症预防也应从多方面入手。

癌症预防的重点是高危人群,所谓癌症高危人群是指癌症发病率高的群体。不同的癌症有着不同的高危人群,但以下几种人是普遍的癌症高危人群:①常吃油炸食品者;②喜欢喝热汤、热饮者;③长期吸烟者;④长期喝酒者;⑤长期在致癌环境中工作者;⑥长期在化工厂防护条件差的工作者;⑦有癌变迹象者;⑧有遗传家族史及遗传倾向者。以上人群均为癌症高危人群,必须定期查体。如能早期发现、早期治疗则效果较好,有的甚至可以痊愈。

2. 国际防癌守则

(1)食物以植物性食品为主,多样摄取:植物性食品富含维生素及植物激素,可有效防癌,但也含有亚硝酸盐等致癌物质,如摄取种类多，可以降低致癌性。

（2）保持适当体重：体质指数（BMI）保持在 18.5 ～ 25。BMI 是体重指数，又称肥胖指数，即体重除以身高的（厘米）平方。例如，体重 72 千克，身高 173 厘米，那么肥胖指数是 $72/(1.732)^2=24$。体重过重会使体内雄激素变为雌激素，会导致大肠癌、乳腺癌、子宫癌。

（3）适度运动：运动可保持体力，维持体内原有的抵抗力，最好每天快步走 1 小时，每周游泳或慢走 1 小时。

（4）多吃蔬菜和水果：黄绿色蔬菜和水果含有大量维生素 C、维生素 A、维生素 E 及胡萝卜素，可防癌。

（5）谷类、豆类、根菜类：每天至少摄取 600 ～ 800 克。

（6）最好不饮酒或限制饮酒：男性以每天 20 毫升，女性 10 毫升为限。

（7）限制肉类食品：牛、羊、猪的肉每天摄取 80 克以下，多吃鱼、鸡肉。

（8）控制动物脂肪摄取量：适当摄取植物性脂肪，动物性脂肪摄取过多易导致肥胖。

（9）限制食盐摄入：成人每天摄取食盐 6 克以下，调味品以香料为主。食盐是胃癌的元凶，尽量少吃。

（10）多吃生鲜食品，少吃罐头类食品：长期保存的食品易滋生细菌。

（11）食品应冷冻、冷藏保存：但也不能将冰箱视为万能箱，食品不能放太久。

（12）避免加工或添加物：有些添加物含有基因突变物质，添加物在体内蓄积，会产生不良作用。

（13）不吃烧焦食品：烧焦的鱼、肉会产生致癌物质。

（14）限制补品：少吃营养剂、补品。

（15）戒烟：吸烟者患喉癌的风险为不吸烟者的 30 倍以上，

患肺癌的风险约为不吸烟者的 4.5 倍，开始吸烟年龄越低、烟龄越久的人，患癌症概率就越高，因为烟雾里含有 16 种致癌物，可引发 11 种癌症。

3．癌症预防与蔬菜和水果

有充分证据表明，含大量蔬菜和水果的膳食可预防口腔癌、咽喉癌、食管癌、肺癌、胃癌，尤其绿色蔬菜的保护作用最为明显。而生的蔬菜特别是绿色蔬菜、葱、胡萝卜、番茄和柑橘类水果等，预防胃癌及结肠癌和直肠癌更为明显。这些膳食对喉癌、胰腺癌、乳腺癌和膀胱癌有保护作用，并有可能预防肝癌、卵巢癌、子宫内膜癌、子宫颈癌、前列腺癌、甲状腺癌和肾癌。

许多蔬菜和水果都含有大量的纤维素、维生素、矿物质和多种生物活性物质。含有高纤维素的膳食可以预防胰腺癌、结肠癌、直肠癌和乳腺癌。含有较高天然类胡萝卜素的膳食可以预防肺癌、食管癌、结肠癌、直肠癌、胃癌、乳腺癌和子宫颈癌。含有较高天然维生素 E 的膳食可预防胃癌、口腔癌、咽癌、食管癌、肺癌、胰腺癌和子宫颈癌。

科学家提出的目标是使人群摄入的蔬菜和水果占总能量的7%以上，即每人每日进食 400 ～ 800 克蔬菜和水果。

全年进食多种蔬菜和水果对预防癌症是非常重要的，因为癌症的生成是经常性和累积性改变的过程，而蔬菜和水果的有益保护性作用可能基于人体内短期和中期储存的多种成分，并且蔬菜和水果的季节性短缺可能促进体内癌基因改变的进展速度。具有较强预防价值的是绿叶蔬菜和柑橘类水果，但也不能排除其他蔬菜和水果，应该是地毯式进食多种蔬菜和水果（表1）。

表1　每日摄入蔬菜和水果量

蔬菜和水果	每日平均摄入范围	
	总能量（%）	克
总的蔬菜	5.6～9.1	320～520
绿叶蔬菜	2.8～4.2	160～240
其他蔬菜	2.8～4.9	160～280
总的水果	1.4～4.9	80～120
柑橘类	0.7～2.1	40～120
其他水果	0.7～2.8	40～160
总的蔬菜和水果	7.0～14.0	400～800

4．癌症预防与肥胖

国际癌症研究机构认为肥胖与多种癌症的发生有关，见表2。

表2　肥胖与不同癌症的关系

癌症类别	发病率		死亡率	
	证据力度	结论	证据力度	结论
乳腺癌	观点一致，研究独立可靠	增加绝经后的乳腺癌	中度	增加复发率降低生存率
子宫内膜癌	观点一致，研究独立可靠	终身发病风险增加	不一致	有待建立
结肠、直肠癌	观点一致，研究独立可靠	女性风险增加	不一致	降低生存率
肾癌	观点一致，研究独立可靠	男性女性发病率增加	不一致	待研究
食管癌	观点一致，研究独立可靠	男性女性发病率增加	中度	生存率下降

人群的平均体质指数在整个成年阶段应保持在 21～23，对每个个体而言体质指数（BMI）应为 18.5～25。

科学家认为，能量密集的膳食会导致体质指数升高或增加肥胖的危险性。发达国家的人群由于活动量减少而肥胖危险性增加更加明显，我国的中青年人肥胖的危险性也在逐渐增加。肥胖会增加子宫内膜癌的危险性，并很可能增加绝经后女性乳腺癌及肾癌的危险性，也可能增加结肠、直肠癌的危险性。

鉴于肥胖会改变健康状况，所以建议将增加体育运动和保持一个健康的体重作为癌症预防和预后干预的举措。有充分的证据证明，经常的体力活动可以预防结肠癌、乳腺癌、肺癌、子宫内膜癌及前列腺癌。因此，如果与职业有关的体力活动较少，应每日进行大约 1 小时的快步行走或类似的活动及每周至少进行 1 小时较剧烈的体育锻炼。

5. 癌症预防与运动

越来越多的证据表明，体育锻炼能够降低女性患乳腺癌的风险，特别是在童年晚期和成年早期进行体育锻炼的女性。体育锻炼对癌症的影响可能与减少肥胖有关。

最佳的体育锻炼在乳腺癌和结肠癌一级、二级预防中的作用是显著的，"护士健康研究"和"女性健康饮食生活研究"都表明，体育运动可降低既往罹患乳腺癌和结肠癌者 50% 的相关危险度，体育运动带来的益处呈强度依赖性，并且在各期别的癌症中均有体现，其中类固醇敏感类型癌症患者获益更明显。

6. 癌症预防与吸烟

吸烟是当今社会的一大公害，有百害而无一利，全球每年死于吸烟的人数为 300 万，平均每分钟有 6 人死于吸烟，到 2020 年每年死于吸烟的将高达 1000 万人。我国人口众多，"烟民"数量大，香烟消耗占全球的 1/3。香烟的烟雾中含有 3，4 苯并芘，具有很强的致癌作用，长期吸入易导致肺癌、口腔癌、咽癌、喉癌和食管癌，也是心血管疾病的主要原因之一。

吸烟者配偶因被动吸烟可增加 10% ~ 20% 的发病风险，与工作场所被动吸烟增加的发病风险相似，因父母吸烟导致的儿童期癌症发病风险也会增加。根据美国癌症协会的资料称，从停止吸最后一支烟后的 20 分钟起，身体便开始发生有益的变化：

（1）20 分钟：血压降至正常，脉搏恢复正常，手脚湿度恢复正常。

（2）8 小时：血中一氧化碳（CO）浓度降至正常，氧（O_2）浓度升至正常。

（3）24 小时：心脏病发生的危险性开始下降。

（4）48 小时：神经末梢开始再生，嗅觉、味觉能力增强。

（5）2 周至 3 个月：循环改善，行走能力增强，肺功能增加 30%。

（6）1 ~ 9 个月：咳嗽、气短等症状减轻，感染减少。

（7）5 年：肺癌死亡率下降近 50%。

（8）5 ~ 15 年：发生口腔癌、喉癌及食管癌的风险降至吸烟者的 50%。

7. 癌症预防与饮酒

有充分证据表明，饮酒可增加口腔、咽、喉、食管，以及原发性肝病的危险性，而原发性肝癌是与酒精所致的酒精性肝硬化有关，如果饮酒又有吸烟的嗜好，则致癌的危险性增加。饮酒者也可能增加结肠、直肠及乳腺癌的危险性。任何含酒精的饮料都有可能增加患癌症的危险性，应该强调酒精已被国际癌症中心评价为第一类对人的致癌物质。

因此，专家建议不要饮酒，尤其不能过度饮酒。建议男性饮酒者的酒精摄入量不超过总能量的 5%，而女性最好低于总能量的 2.5%。

适当饮酒可能对心血管病有预防作用，但世界卫生组织曾指出，饮酒没有"安全量"，饮酒有损健康，该组织郑重声明，"少量饮酒有益健康"的说法无科学根据，酒精是仅次于烟草的"第二杀手"。

二、女性生殖系统解剖生理特点

1. 女性外生殖器官解剖

女性外生殖器官（图 1）又称女阴，包括以下结构。

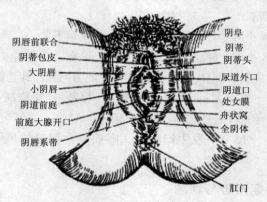

图 1　女性外生殖器

（1）阴阜：为耻骨联合前方的皮肤隆起，皮下富有脂肪。性成熟期后，生有阴毛。

（2）大阴唇：为一对纵行隆起的皮肤皱襞。大阴唇的前端和后端左右互相联合，形成阴唇前联合和阴唇后联合。

（3）小阴唇：位于大阴唇的内侧，为一对较薄的皮肤皱襞，表面光滑无毛。其前端延伸为阴蒂包皮和阴蒂系带，后端两侧互相会合，形成阴唇系带。

（4）阴道前庭：为两侧小阴唇之间的裂隙。阴道前庭的前部有尿道外口，后部有阴道口，阴道口两侧各有一个前庭大腺导管的开口。

（5）阴蒂：由两个阴蒂海绵体构成，相当于男性的阴茎海绵体，分为阴蒂脚、阴蒂体和阴蒂头三部分。阴蒂脚埋于会阴浅隙内，附于耻骨弓，左右两脚向前与对侧互相结合成为阴蒂体，表面有阴蒂包皮包绕。阴蒂头露于表面，具有丰富的神经末梢，为性感区。

（6）前庭球：相当于男性的尿道海绵体，呈蹄铁形，分为较细小的中间部和较大的外侧部。中间部位于尿道外口与阴蒂体之间的皮下。外侧部位于大阴唇的皮下。

2．女性内生殖器官解剖

女性内生殖器官包括阴道、子宫、输卵管及卵巢。输卵管和卵巢又称为子宫附件（图2）。

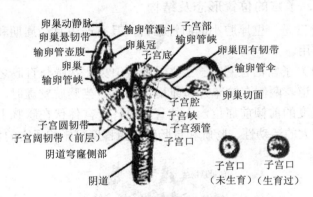

图2　女性内生殖器（前面观）

3．卵巢的位置形态及功能

（1）卵巢的位置及形态：卵巢左右各一，位于盆腔内，贴靠小骨盆侧壁的卵巢蕾。卵巢呈扁卵圆形，因其能生成卵子而称其为卵巢，略呈灰红色，被子宫阔韧带后层包绕。卵巢可分内、外侧两面，前、后两缘及上、下两端，约4厘米×3厘米×1厘米，绝经后可缩小1/2。

（2）卵巢的生卵作用：出生后，两侧卵巢中有30万～40万个原始卵泡。自青春期起，一般每月有15～20个卵泡开始生长发育，但通常只有一个卵泡发育成优势卵泡并成熟进而形成排卵，其余的卵泡则退化为闭锁卵泡。女子在生育年龄，卵泡的生长发育、排卵与黄体形成呈周期性变化，每月1次，周而复始，称为卵巢周期。子宫内膜发生周期性剥落，产生流血现象，称为月经周期。所以女性生殖周期称为月经周期。

（3）卵巢的内分泌功能：卵巢的分泌功能主要分泌的激素有①雌激素主要有雌二醇。②孕激素主要有孕酮。③雄激素（少量分泌）。④抑制素。

4．子宫的位置形态及结构

子宫是一壁厚腔小的肌性器官，具有产生月经周期和孕育胎儿的作用。

（1）子宫的位置：子宫位于骨盆中央，膀胱与直肠之间，下端接阴道。两侧有输卵管和卵巢（图3）。当膀胱空虚时，成人子宫呈轻度的前倾前屈位，人体直立时，子宫体伏在膀胱上面。子宫有较大的活动性，膀胱和直肠的充盈程度可影响子宫的位置。

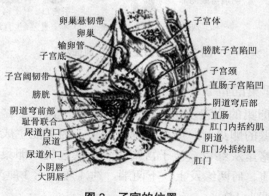

图3　子宫的位置

（2）子宫的形态：成年未孕子宫呈前后稍扁，倒置的梨形，长7～9厘米，最宽径4～5厘米，厚2～3厘米。子宫分为三部分即子宫底、子宫颈和子宫体（图4）。子宫颈部为妇科肿瘤的多发部位。

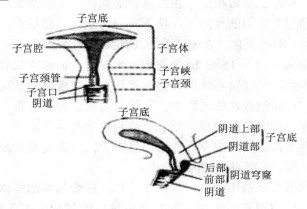

图4　子宫的分部

（3）子宫壁的结构。子宫壁分三层：①外层。此层为浆膜，也系腹膜的脏层。②中层。此层为强厚的肌层，由平滑肌组成。③内层。此层为黏膜，称为子宫内膜。子宫腔的内膜随月经周期而有增生和脱落的变化，脱落的子宫内膜由阴道流出而成为月经，约28天为一个月经周期。子宫内膜为子宫内膜癌好发的部位，也称子宫体癌。

5．子宫的淋巴引流

（1）子宫底及子宫体上部的淋巴管：①沿卵巢血管上行，注入腰淋巴结。②沿子宫圆韧带穿腹股沟管，注入腹股沟浅淋巴结。

（2）子宫体下部和子宫颈淋巴管：①沿子宫血管行向两侧，注入髂内、外淋巴结。②经子宫主韧带注入沿闭孔血管排列的闭孔淋巴结。③沿骶子宫韧带向后注入骶淋巴结。

6. 卵巢排卵与子宫周期性出血的关系

卵巢与子宫位于生殖器官的不同部位，彼此有一定的距离，由血管、神经、韧带相连。在大脑和脑垂体产生的激素与卵巢性激素之间相互协调的作用下，使下丘脑、垂体、卵巢和子宫之间出现和谐一致的变化。才能完成生儿育女的复杂过程。

卵巢每个月有15～20个卵泡生长发育，但通常只有一个卵泡发育成熟，并在脑垂体的促卵泡素和黄体生成素的作用下，形成排卵。在卵泡成熟的过程中，其颗粒细胞层和卵泡膜内层分泌出一种称为雌激素的物质，通过血液到达全身各个部位，在能接受雌激素受体的组织中发挥作用，其中子宫内膜是受雌激素影响最大的组织，主要表现在内膜增生。

雌激素在血液中达到一定的水平时，就会影响脑垂体，使脑垂体减少促卵泡素的生成，同时又将排出的黄体生成素到卵泡，使原始卵细胞成熟而排卵。继而卵泡转为黄体，颗粒细胞和泡膜层黄素化并产生黄体酮。黄体酮又由血液流到子宫内膜，使增生的内膜变为分泌期的内膜，为可能到来的精子和卵子结合进而形成受精卵准备了营养丰富的温床。通常，此内膜厚度可达4～7毫米。

2周后，如没有精子进入，子宫内膜已失去存在的必要，于是全层脱落，而断面的血管破裂出血，经宫颈管和阴道流出体外，这就是月经。

这一周密而又互相制约机制的自动调节，形成有规律的月经周期（图5）。月经出现后，另一个初级卵泡争先得到垂体促性孕激素的刺激而生长，又开始另一周期的变化，周而复始，反复发生。

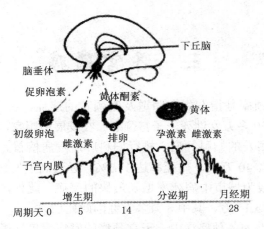

下丘脑

脑垂体

促卵泡素   黄体酮素   黄体

初级卵泡 雌激素 排卵 孕激素 雌激素

子宫内膜

增生期   分泌期   月经期

周期天 0   5   14   28

图5　月经周期

　　成年期女性除非受孕、生病，否则一般都应有规律的月经周期，多数为28～30天为一个周期，但21～35天一个周期也属正常。无论一个月经周期多长，其排卵期至行经的时间都是比较恒定的，约为14天。而排卵前的时间长短差异较大。只要有排卵，14天后子宫内膜脱落出血就会自行停止，一般出血5～7天。

三、子宫颈癌

子宫颈癌是指发生在阴道及宫颈管的癌症，在全球范围内，每年约有 20 多万女性死于子宫颈癌。在发展中国家，子宫颈癌则属于常见多发的妇科肿瘤，排行妇科肿瘤发病榜首。我国现有子宫颈癌患者 40 万人，病死率达 11.3%，远远高于发达国家 5% 的病死率，成为城市中病死率增长最快的癌症。此外，每年新发现的病例为 13.15 万，其中 8 万多女性因此死亡。

在女性的各种癌症中，子宫颈癌的发病率仅次于乳腺癌，位居第二位，且年轻患者近年有明显上升的趋势。就我国而言，子宫颈癌的发病和死亡均存在山区高于平原、农村高于城市的显著性地区差异。

有研究报道，最初发现轻微的细胞异常变化发展成子宫颈癌需要 5～10 年的时间，而最严重的细胞异常变化发展成癌症需要 2 年的时间。大多数女性对子宫颈癌预防知识不知晓，尤其是农村地区的女性。因此，早期发现、早期预防、早期诊断和早期干预是减少子宫颈癌发病的重要措施。

（一）子宫颈癌的病因病机

1. 子宫颈癌发病模式

子宫颈癌的存活情况一般良好，初次诊断后 5 年生存率可达 90%，国际妇产联盟（FIGO）对全球 139 个治疗中心的子宫颈癌综合分析，各期生存率如下：① Ⅰ 期 81.6%；② Ⅱ 期 61.3%；③ Ⅲ 期 36.7%；④ Ⅳ 期 12.1%。

未经治疗的患者多在 2～3 年内死亡。1997 年世界卫生组织估计 1996 年因子宫颈癌而死亡的人数有 24.2 万人，占全部癌症死亡人数的 3.4%。最常见的死亡原因是输尿管梗阻而导致的慢性肾衰竭。

2．子宫颈癌发病机制

子宫颈上皮不典型增生属子宫颈癌的癌前病变，主要表现在子宫颈上皮内出现异性细胞。不典型增生可分为以下三级：①Ⅰ级（轻度）为异型细胞局限于上皮层的下 1/3。②Ⅱ级（中度）为异型细胞占上皮层下部的 1/3～2/3。③Ⅲ级（重度）为异型细胞超全层的 2/3。一般认为，级别越高，发展为浸润癌的机会也就越多，级别越低，其自然消退的机会也越多。

由于重度不典型增生与原位癌没有明显界限，因此将不同程度的不典型增生和原位癌统称为宫颈上皮内新生物，又称宫颈鳞状上皮内瘤物（cervical intraepithelial neoplasm, CIN），亦称肿瘤。①Ⅰ级（轻度）。不典型增生及原位癌为 CINⅠ。②Ⅱ级（中度）。不典型增生为 CINⅡ。③Ⅲ级（重度）。不典型增生为 CINⅢ。这些病情的发展是有连续关系的，只是在程度上不同而已，是处于正常鳞状上皮和浸润癌之间的变化过程。从上皮的不典型增生到原位癌、浸润癌，是一个逐渐连续发展的过程。但是，并非所有子宫颈浸润癌的形成都必须经过这一过程，也不是所有的上皮不典型增生都必然发展成为子宫颈癌。子宫颈癌的癌前病变具有发展性和可逆性，决定于病变的范围及程度。流行病学研究认为，子宫颈癌主要是通过性传播的传染因子——人乳头状瘤病毒所致。在重度不典型增生的子宫颈癌癌前病变中检出人乳头状瘤病毒 16 型的脱氧核糖核酸（DNA）。

现已确定由人乳头状瘤病毒导致的子宫颈癌的危险性因素有以下三个方面。

（1）初次性交年龄：初次性交年龄越早，罹患子宫颈癌的危险性越大。

（2）性交对象数量：性交对象数量越多，罹患子宫颈癌的危险性越大。

（3）性交对象的性交对象数量：即性交对象的性交对象数量越多，发生子宫颈癌的危险性也越高。

侵袭性子宫颈癌发生前先有不典型增生和原位癌，但只有30%～40%未治疗的患者在10年之内可发展成侵袭癌，其进展过程很可能与多种遗传基因有关。

目前，虽然已明确吸烟和感染人乳头状瘤病毒与子宫颈癌的发生有密切关系，然而子宫颈癌的自然史和吸烟与人乳头状瘤病毒的作用机制尚不十分清楚。还不清楚在子宫颈癌发生发展过程中，吸烟与人乳头状瘤病毒感染是否独立地起作用来影响子宫颈癌的生成。有极大可能烟草中的成分会使人乳头状瘤病毒持久地保持在子宫颈上皮内，也有可能烟草独立地损坏细胞脱氧核糖核酸而导致不典型增生，因为吸烟者的宫颈黏液中经常可以见到烟草的代谢物。服用类固醇避孕药也可以增加子宫颈癌的危险性而长期服用者的子宫颈癌发病率增加。

3. 子宫颈癌 FIGO 分期

目前，子宫颈癌最常采用的分期是 2009 年修订的国际妇产科联盟（FIGO）分期，见表 1，图 6。

表 1　子宫颈癌 2009 年 FIGO 分期

Ⅰ期肿瘤严格局限于宫颈（扩展至宫体将被忽略）	Ⅰa 镜下浸润癌，间质浸润≤5mm，水平扩散≤7mm	Ⅰa1 间质浸润≤3mm，水平扩散≤7mm
		Ⅰa2 间质浸润>3mm，且≤5mm，水平扩展≤7mm
	Ⅰb 肉眼可见癌灶局限于宫颈，或临床前病灶>Ⅰa 期*	Ⅰb1 肉眼可见病灶最大径线≤4cm
		Ⅰb2 肉眼可见病灶最大径线>4cm
Ⅱ期肿瘤超过子宫颈，但未达骨盆壁或未达阴道下1/3	Ⅱa 无宫旁浸润	Ⅱa1 肉眼可见病灶最大经线≤4cm
		Ⅱa2 肉眼可见病灶最大经线>4cm
	Ⅱb 有明显宫旁浸润	
Ⅲ期肿瘤扩散到骨盆壁和（或）累及阴道下 1/3 和（或）引起肾盂积水或肾无功能者	Ⅲa 肿瘤累及阴道下 1/3，没有扩散到骨盆壁	
	Ⅲb 肿瘤扩展骨盆壁到和（或）引起肾盂积水或肾无功能	
Ⅳ期肿瘤播散超出真骨盆或（活检证实）侵犯膀胱或直肠黏膜，泡沫水肿不能分为Ⅳ期	Ⅳa 肿瘤播散至临近器官	
	Ⅳb 肿瘤播散至远处器官	

注：所有肉眼可见病灶甚至于仅仅是浅表浸润也都定义为 Ⅰb 期。浸润癌局限于可测量的间质浸润，最大深度为 5mm，水平扩散不超过 7mm。无论从腺上皮或者表面上皮起源的病变，从上皮的基底膜量起浸润深度不超过 5mm。浸润深度总是用毫米（mm）来报告，甚至在这些早期（微小）间质浸润（0～1mm）。无论静脉或淋巴等脉管浸润均不改变分期。直肠检查时肿瘤与盆腔间无肿瘤浸润间隙。任何不能找到其他原因的肾盂积水及肾无功能病例都应包括在内

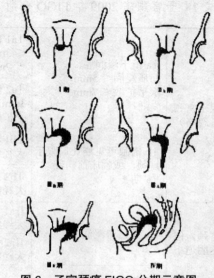

图 6　子宫颈癌 FIGO 分期示意图

4．子宫颈癌病理类型

（1）子宫颈癌的组织发生来源：①宫颈阴道部或移行带的鳞状上皮。②柱状上皮下的储备细胞。③子宫颈管的黏膜柱状上皮。

（2）子宫颈癌的组织类型

①子宫颈鳞癌。子宫颈鳞癌占子宫颈癌症的 95%，可分为早期浸润癌及浸润癌。早期浸润（微浸润癌）一般肉眼不能发现，只能在显微镜下证明。浸润深度不超过基底膜下 3～5 毫米。浸润癌系指癌组织突破基底膜，明显浸润到间质内，浸润深度超过基底膜下 3～5 毫米，肉眼可见溃疡状、外生乳头状、菜花状。按其分化程度可分为三型：1 型高分化鳞癌约占 20%，对放疗不敏感；2 型中分化鳞癌约占 60%，对放疗较敏感；3 型低分化鳞癌约占 20%，对放疗最敏感，但预后较差。

②子宫颈腺癌。子宫颈腺癌较少见，约占宫颈浸润癌的 5%。近年来有上升趋势，占宫颈浸润癌的 8% ～ 12.7%，平均发病年龄 56 岁，较鳞癌患者的平均年龄大 5 岁。在 20 岁以下青年女性子宫颈癌中，常以腺癌为多。有人认为口服避孕药与宫颈腺癌发病升高有关。宫颈腺癌对放疗不敏感，如早期发生转移，应尽早采取手术治疗，但预后较差。

5．子宫颈癌扩散与转移

（1）直接蔓延（图 7）：①向下可侵犯阴道。②向上可侵犯至宫体。③向两侧可侵犯宫旁及盆壁组织。④肿瘤增大压迫输尿管导致梗阻引起肾盂积水、慢性肾衰竭。⑤晚期可侵犯膀胱和直肠。

（2）淋巴系统转移（图 8）：淋巴系统转移是子宫颈癌最多见最重要的转移途径。一般是通过宫颈旁淋巴结→闭孔淋巴结→髂内淋巴结→髂外淋巴结，而后再转移至髂总淋巴结→深腹股沟淋巴结或骶前淋巴结。晚期可转移至锁骨上淋巴结。

（3）血行转移（图 9）：较少见，最多见的部位如下包括肺转移、肝转移、骨转移、肾转移、脊柱转移及远处其他子器官与组织转移。

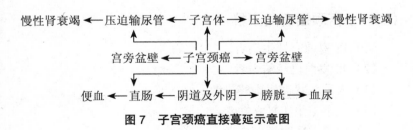

图 7　子宫颈癌直接蔓延示意图

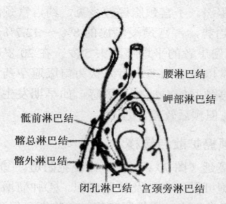

图 8　子宫颈癌淋巴道转移示意图

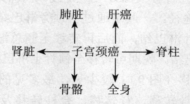

图 9　子宫颈癌血行转移示意图

（二）子宫颈癌高危人群

（1）18 岁前有性生活者。

（2）20 岁前已经结婚者。

（3）人乳头状瘤病毒感染者。

（4）性不卫生年轻女性者。

（5）梅毒淋病阴道滴虫者。

（6）沙眼衣原体感染者。

（7）阴道念珠菌感染者。

（8）长期主动被动吸烟者。

（9）丈夫曾患有淋菌病者。

（10）丈夫曾患尖锐湿疣者。

（11）丈夫患生殖器疱疹者。

（12）丈夫曾是阴茎癌患者。

（13）丈夫前妻是子宫颈癌者。

（14）维生素 A 及维生素 C 缺乏者。

（15）微量元素水平失衡者。

（三）子宫颈癌的高危因素

1．初次性交年龄越小危险越大

子宫颈鳞状细胞癌的发生与性交有密切关系。人们发现以下事实：

（1）在各国的修女中罹患子宫颈癌者十分少见。

（2）对性行为持保守态度的以色列国家女性罹患子宫颈癌也不多见。

（3）早婚或 18 岁以前有性交史的女性，子宫颈癌的发病率是一般女性的 4 倍。

（4）我国子宫颈癌高发区山西在 1975 ～ 1976 年两年间共普查 14 万多名女性，结果发现 18 岁以前结婚的女性罹患子宫颈癌的概率，是 25 岁以后结婚的 20.6 倍。

（5）在我国子宫颈癌的发病率是农村高于城市、山区高于平原，农业人口高于非农业人口，非职业女性高于职业女性，其原因可能是多方面的，但性交年龄早是其主要原因。

初次性交年龄越早，罹患子宫颈癌的危险性越大，其原因是：①因为未成年人年龄越小，子宫颈鳞状上皮增生越活跃，其功能越脆弱，对这种刺激因素越敏感，尤其对致癌物质更敏感，长期刺激致使子宫颈上皮不典型增生发展为原位癌和浸润癌。②精子具有刺激上皮细胞不典型增生的能力和促使子宫颈鳞状上皮向癌前病变发展的作用。经 20 ～ 30 年的潜伏期后可发生癌变。③初次性交年龄越早，性交对象越不容易稳定，尤其性交对象越多，导致感染致癌性病毒的机会也越多，助长日后罹患子宫颈癌的发病风险。④我国台湾省总医院历经 5 年，收集 8 700 多名女性癌症患者的 22 000 多件癌组织，结果发现子宫颈癌患者 100% 感染了人乳头瘤病毒。感染后，历时 15 年发展至子宫颈癌。如不清除感染或性交对象继续造成感染，则发生子宫颈癌的机会是非感染者的 300 倍。

2．"高危丈夫"疾病越多危险越高

现已证实，男性因素在子宫颈癌的发生中也占有一定比例，凡有高危丈夫的女性，容易罹患子宫颈癌，"高危丈夫"有以下几种。

（1）丈夫曾患有淋病：男性淋病几乎全部均因性交而被感染，又通过性交再传播给妻子，女性淋病好发部位为子宫颈，子宫颈明显充血、水肿、糜烂。而子宫颈糜烂者子宫颈癌的发病率是无宫颈糜烂者的 7 倍，重度宫颈糜烂时子宫颈癌的发病率是无宫颈糜烂者的 15 倍。

（2）丈夫曾患有尖锐湿疣：尖锐湿疣是由人乳头状瘤病毒引起的皮肤黏膜良性新生物，主要是通过性交接触感染，又经性交传播给妻子。女性好发于阴道、宫颈等处，疣状丘疹逐渐增大增多，融合成乳头状、菜花状或鸡冠状增生物，巨大疣状物可演变为子宫颈癌。

（3）丈夫曾患有生殖器疱疹：生殖器疱疹是由单纯疱疹病毒引起的性传播疾病，主要通过性交传染，又通过性交再传染给妻子，女性多见于大小阴唇、阴蒂、阴阜和子宫颈等处。当机体抵抗力降低或在某些激发因素的作用下可反复发作。反复发作可导致子宫颈癌。

（4）丈夫患有阴茎癌：阴茎癌多与其包皮过长、包茎有关。因为包皮垢可能携带疱疹病毒，且包皮垢中的胆固醇类物质经细菌作用后可转变为致癌物质，动物实验已经证明人类包皮垢可诱发小鼠罹患子宫颈癌。因此，包皮过长、包茎者易患阴茎癌，其妻子罹患子宫颈癌的机会明显增加。

（5）丈夫的前妻罹患子宫颈癌：丈夫前妻如果患有子宫颈癌，那么第二任妻子罹患子宫颈癌的危险性要比前妻没有患子宫颈癌的高 3.5～4 倍，提示丈夫是第二任妻子子宫颈癌的高危因素。

3．感染 HPV 病程越长危险越大

人乳头状瘤病毒（HPV）主要感染上皮细胞，人是惟一的宿主，故称为人乳头状瘤病毒。现已知 HPV 有将近 100 种不同的基因型。人类感染 HPV 后，潜伏期长短不一，一般为 1～8 个月，平均 3 个月。

男性感染后，通过性交再感染女性，女性也可通过日常生活用品，如内裤、浴巾、盆浴而感染。

女性好发于大小阴唇、肛周、宫颈、阴道口、阴道、尿道、肛门、直肠、会阴部、阴阜及腹股沟等部位，白带过多的人尤易受到 HPV 感染或感染后反复发作。

研究发现，带有 jun、ras、kit、nen 4 种肿瘤基因的女性，只要其中任何一种基因过度表现，就有 40% 的概率发展为子宫颈癌。并已证实，人乳头状瘤病毒 6 型和 11 型感染者，将会导致 iun 基因的过度表现。

有学者发现在子宫颈癌患者中，感染了人乳头状瘤病毒后，约于 15 年后发展为子宫颈癌的患者比例为 100%。

应当指出，大部分人感染人乳头状瘤病毒后并非肉眼都能见到病灶，常要行阴道镜、组织细胞学、活体组织病理学及免疫组织化学法方可确诊。近年来还发现，单纯疱疹病毒 II 型及人巨细

胞病毒感染与子宫颈癌的发生也有一定关系。

4. 年轻女性性卫生越差危险越大

我国的子宫颈癌高发区有内蒙古、山西、陕西、湖北、湖南到江西，形成一个高发地带，各省市的子宫颈癌高发区、县也有呈连续现象。在这些高发区内，仍然是农村、偏远的山区、非职业女性发病率较高，她们的社会经济地位较差，营养状况不良，抵抗力差。加之平时经期、产褥期及性交时卫生习惯不良、不洗澡、不用卫生巾、不洗外阴部等，与子宫颈癌的发生有直接关系。

近年来，许多西方国家年轻女性（如 20 ~ 29 岁）的子宫颈癌发病率有增加的趋势，我国年轻女性子宫颈癌的发病率也在逐年上升。由于环境污染因素的日趋加重，性传播疾病的扩大，人乳头状瘤病毒、单纯疱疹病毒及人巨细胞病毒感染率的增加，年轻女性除性交感染致癌性病毒以外，也要警惕在日常生活中可能感染人乳头状瘤病毒，如女性经常接触钱币、票据、图书、包装用品、电脑键盘，或在公共场所手扶栏杆、门把手、公共椅凳，手很可能成为人乳头状瘤病毒传播媒介。

特别是女性所用的劣质卫生巾和小餐馆里的卫生纸，很可能是用废纸（包括已用过的大便纸，含有月经血的卫生纸）漂白后制成面巾纸和卫生纸，如厕、沐浴时会不经意将人乳头状瘤病毒带入生殖道内，导致子宫颈癌的癌前病变。

5. 女性患性传播疾病越多危险越大

患有下列性传播疾病的女性易患子宫颈癌。

（1）梅毒：约有 90% 以上梅毒患者是由性交接触而传染。黏膜斑是梅毒特征性黏膜损害，见于小阴唇、阴道和子宫颈部出现糜烂、溃疡或硬下疳。痊愈后可遗留萎缩性瘢痕，且易发生癌变。

（2）淋病：女性好发于子宫颈，引起宫颈充血、水肿、糜烂和排出脓性分泌物，子宫颈糜烂者易发生鳞状细胞癌。

（3）阴道滴虫：传播途径有直接传播和间接传播，阴道滴虫可引起阴道黏膜及子宫颈充血、水肿和出现颗粒状凸突起，称为"草莓样斑点"，有时可引起黏膜坏死、脱落、溃疡和瘢痕形成，长期不愈者可能引起子宫颈癌。

（4）沙眼衣原体感染：衣原体性尿道炎可引起子宫颈炎和尿道炎，宫颈黏膜可出现充血、肿胀和大量脓性分泌物，慢性宫颈炎者有发生子宫颈癌的危险。

（5）阴道念珠菌病：阴道念珠菌病可致阴道、宫颈出现疣状物和粉刺样丘疹、结节、糜烂等改变。长期宫颈糜烂不愈者可成为癌变的内在基础，也易感染人乳头状瘤病毒，更增加子宫颈癌的危险性。

6. 吸烟越多危险越大

大量的临床和实验研究表明，吸烟者与子宫颈癌的发生有着密切关系。然而，目前几乎人人皆知吸烟易患肺癌，但却很少知道女性吸烟可诱发子宫颈癌。

至今，发展中国家的吸烟人数依然居高不下。世界卫生组织指出，全世界女性及青少年烟民亦不断上升。在美国，由于二手烟（被动吸烟者）每年使 53 000 人致死。美国癌症研究院的一项研究显示，吸入二手烟的女性，罹患子宫颈癌的危险性比非吸烟者高 9 倍。虽然已有越来越多的公共场所禁止吸烟，但这并不足以杜绝二手烟的严重威胁，对于不吸烟的人来说，吸入"二手烟"的伤害更大、更深、更重。

通常非吸烟者（包括二手烟）即使感染了高危型人乳头状瘤病毒，大部分感染者也常会在 8 个月左右的时间内可以不经治疗而自行消退，不会构成对子宫颈上皮的损害。而吸烟不仅会降低机体免疫功能，子宫颈黏液中的尼古丁还可使子宫颈的血管收缩，导致局部缺血缺氧缺乏营养，抵抗力亦降低，更易招致人乳头状瘤病毒的感染，还会助长人乳头状瘤病毒持久的存在、增殖，持续 15 年后易致子宫颈癌。

（四）子宫颈癌的自我发现

1．早期可没有任何表现

女性们应该多了解一些子宫颈癌的医学常识。

（1）子宫颈癌是女性中仅次于乳腺癌的第二个最常见的癌症。

（2）在我国每年死于子宫颈癌的人数，是女性死于癌症的第二位，高居胃癌之后。

（3）任何一位女性，小到几个月的女婴，大到 90 岁以上高龄的老婆婆。一生中某个时候都有可能罹患子宫颈癌，但多发于 40～60 岁的女性。

（4）子宫颈癌是可以"早期发现、早期诊断、早期治愈"的癌症之一。

（5）子宫颈癌有高危人群，而高危人群的子宫颈癌的危险性比一般人高 5～30 倍不等。

（6）子宫颈癌早期可以没有任何症状，但只要定期筛查，是完全能够早期发现的。

（7）子宫颈癌 0～Ⅰa 期，经手术、放射治疗后 5 年生存率可高达 95%～100%。

（8）待出现典型症状就医者，约有 80% 已属晚期，Ⅳ期 5 年生存率只有 10% 左右，未经治疗者多于 2～3 年内死亡。

2．阴道分泌物增多不可掉以轻心

（1）正常白带的形状及白带量：①生育年龄段的女性，于两次月经之间一段时间内，白带量多、透明、质地稀薄，像蛋清一样有黏性。②女性排卵后，白带变为稠厚而混浊，白带量大为减少。

③行经前 3～5 天，白带量又稍增多，呈白色糊状。④绝经前后的女性，白带量则极为减少。

（2）子宫颈癌白带性状及白带量：①生育年龄女性患子宫颈癌时，白带状况及白带量失去周期变化的特点。②绝经以后女性一反常态，由常态的白带极少，转而白带大增，如同月经阵阵流出并有黏性。③子宫颈癌早期白带中可夹杂血丝或呈血性白带。④子宫颈癌可以出现"接触性出血"，即在性交后或做妇科检查，阴道有少量出血。⑤老年女性性生活稀少或"无性"生活，或单身女性"无性"生活，早期子宫颈癌时均可出现无接触性出血，且常不会有任何痛苦感，因而不会引起老年女性的重视。

女性阴道分泌物增多，白带呈血性或接触性出血，均是子宫颈癌最多见的症状，也是早期表现，必须去妇科做全面检查，直至排除子宫颈癌。患者在做妇科检查前 24 小时内禁止性交、避免对阴道做任何检查、灌洗或上药。任何年龄的女性，切忌因性交后阴道出血，羞于启齿而拒绝就医。此时确诊的子宫颈癌，多属于早期，预后也好。

3．阴道出血可能是晚期表现

晚期子宫颈癌有三大自觉症状，即阴道出血、阴道排液及腰腿疼痛。

（1）阴道出血的特点：①开始出血时不规律，先少后多，或时少时多，或出现时出时停。②年轻的女性能将阴道出血误认为月经失调。③中年女性能将阴道出血误认为更年期表现。④老年女性可能将"铁树开花""老来红"视为长了瘤子。⑤严重者阴道出血伴有大量血块，而致命性的失血性休克。

（2）阴道排液的特点：①开始白带增多时，多是黏液性。②癌瘤破溃时，可出现大量浆液性分泌物，白带成为水样物，如同月经一样，一阵阵流出。③晚期癌块坏死、脱落或继发细菌感染时，分泌物量多浑浊，如同淘米水或呈脓性而有腥臭味。

（3）腰腿疼痛特点：①由于癌瘤浸润或压迫盆腔神经，可出现持续性腰骶部疼痛。②坐骨神经受累时，可出现单侧下肢疼痛。③盆腔浸润广泛，使静脉和淋巴回流受阻时，可出现下肢水肿和疼痛。④子宫腔内分泌物排出受阻时，可出现下腹部疼痛。⑤癌组织压迫或浸润泌尿系统时，可出现腰痛、下腹部一侧或两侧胀痛或绞痛。

（4）子宫颈所见特点：①外观呈糜烂型。于子宫颈外口可有颗粒状糜烂处或有不规则的破溃面，触之易出血，可谓接触性出血。②外观呈菜花型。癌由内向外生长（又称外生型），初期可呈息肉样或乳头状隆起，继之可向阴道内生长。呈大小不等的菜花状赘生物，质地脆弱，极易脱落而致出血。③浸润（内生）型。癌向子宫颈深部生长浸润，导致子宫颈肿大而质地坚硬，甚至整个子宫颈呈桶状，宫颈阴道黏膜表面或光滑无病或仅有浅表溃疡。④颈管型。癌隐藏在子宫颈管中，易侵入子宫颈及子宫体下段。⑤溃疡型。癌无论向外或向内生长发展，凡发生坏死、脱落时，均可出现凹陷溃疡，甚至整个子宫变成一个空洞，状似火山口。

晚期子宫颈癌的表现，是医生和患者都不愿看到的。肿瘤发生是多阶段的，需经过较长期的癌变过程，子宫颈癌从癌前病变至浸润癌一般需 5～10 年，所以在癌变过程中阻断其发展是治疗的目的。把宫颈脱落细胞做成涂片检查作为筛选宫颈上皮异常的主要方法。我国癌症基金会推荐使用筛查方案，细胞学检查 HPV-DNA HC Ⅱ（第二代杂交捕获试验）连续 2 次（间隔 6 个月）检测 HPV 为阳性，视为持续感染，30 岁以上女性在第一次检测为阳性时，可看做是持续性感染，应当给予高度重视，通过定期普查诊治，可预防其发生、发展。

4．便血尿血可能是转移表现

子宫颈癌晚期时除出现上述症状外，还可以出现以下蔓延或转移的表现。

（1）子宫颈癌向后侵犯直肠：可出现肛门坠胀、疼痛、腰痛，腹泻、里急后重、便血、便次增多等消化道刺激症状。

（2）子宫颈癌向前侵犯膀胱：可出现尿急、尿频、尿痛、尿血或排尿困难等泌尿系统的膀胱刺激症状。

（3）肺转移：可出现咳嗽、咳痰、咯血、呼吸困难，胸腔积液，血性胸水等呼吸道症状。

（4）肝转移：可出现肝区疼痛、肝大、黄疸、丙氨酸氨基转移酶升高等肝病症状。

（5）肾转移：可出现腰痛、高血压、血尿、肾功能不全等肾病症状。

（6）骨转移：可出现局限性骨骼剧痛或病理性骨折等骨病症状。

（7）全身症状：如出现消瘦、发热、贫血、全身衰竭等表现时则提示已属子宫颈癌的晚期表现，或恶病质状态。

5．子宫颈刮片可早期发现

子宫颈刮（抹）片是从子宫颈处刮取细胞，再抹到玻璃片上，一次可采集5万～30万个细胞，待玻片干燥后，及时染色，在显微镜下观察涂片内的细胞形态，按巴氏5级分类法进行分类。

①巴氏Ⅰ级。正常细胞。②巴氏Ⅱ级。炎性细胞。包括巴氏Ⅱa级和巴氏Ⅱb级，巴氏Ⅱa级为变形炎性细胞，巴氏Ⅱb级为间变细胞。③巴氏Ⅲ级。低度可疑癌性细胞。④巴氏Ⅳ级。高度可疑癌性细胞。⑤巴氏Ⅴ级。癌细胞。

巴氏Ⅰ级、Ⅱa级为正常，不需要诊治。巴氏Ⅱb级或Ⅲ级以上，需要追踪观察或高度怀疑子宫颈癌的癌前病变并进行普治，可以预防子宫颈癌的发生。

据我国和美国统计表明，子宫颈刮（抹）片检查可以大大降低子宫颈癌的发病率和死亡率。但是应当承认，子宫颈刮（抹）片是一项相当主观的检查，主要靠检验人员来判断细胞正常或异常。而且在采集细胞部位、抹到玻片上或判断时都会出现误差，因此假阴性的结果几乎不可避免。据美国资料表明,子宫颈刮（抹）片检查可有 20% 出现假阴性,其中 60% 是没有将病变细胞刮（抹）到玻片上，10% 是采样不当，30% 是错误判断。其实，只要每年定期每 3 个月做 1 次子宫颈刮（抹）片检查，持续 1 年左右，完全可以降低假阴性，做到早期发现子宫颈癌。

6. 阴道镜检查能提高诊断准确性

电子阴道镜的重要作用在于电子阴道镜可以将子宫颈放大 20～40 倍，对宫颈表面上皮和血管情况运用冰醋酸和卢戈碘溶液进行观察找到可疑病变部位并取活检，可以发现早期宫颈病变，大大降低了以往常规 3、6、9、12 点活体组织检查的盲从性和漏诊率。另外阴道镜图像可存储，可随时调出、反复比较、集体会诊，可对宫颈病变进行追踪、随访，观察 CIN 的进展与消退。

早期子宫颈癌患者子宫颈细胞学检查阳性率低，为提高诊断准确率，可行阴道镜检查，检查前应注意以下两点：①检查前 24 小时内不做任何妇科检查。②检查前避免性生活。

阴道镜检查是利用一种可放大 6～40 倍，有强光照明的双目放大镜，直接观察子宫颈上皮及血管的细微变化。主要观察以下变化：①子宫颈上皮是否完整，表面有无隆起。②有无上皮镶嵌及透明度降低。③血管间距有无增大。④子宫颈上有无点状或螺旋状血管或排列紊乱等。⑤肉眼可见肿瘤时，镜下可见云雾状、脑回样改变。⑥如发现可疑部位，应行多点取活检，对早期子宫颈癌的诊断准确率可达 98%。

　　当宫颈细胞学涂片检查发现异常时，就需做阴道镜检查以确定病变。阴道镜检查前病人不需禁食、灌肠或剃毛，也不需麻醉。但要注意检查前，两天不要使用阴道栓剂；接受活检的病人阴道内的止血纱布在晚上沐浴时即可取出，若在这段时间内，感觉一直有血往外流或纱布取出后有大量出血，应立即至医院急诊室求诊；接受活检的病人 2 周内不能过性生活。

7. 活组织检查准确性更大

　　子宫颈活组织检查是确诊子宫颈癌的手段之一。子宫颈活组织检查方法如下：

　　（1）肉眼发现明显肿瘤时则可以直接咬取活检。

　　（2）要取材新鲜的肿瘤组织。

　　（3）肉眼未发现明显肿瘤时，可采用碘试验，即将碘溶液涂在宫颈和阴道黏膜上，在碘不着色区域活检可提高阳性率。

　　（4）可在子宫颈外口鳞状上皮与柱状上皮细胞交界的 3、6、9、12 点取 4 点活组织。

　　子宫颈活检时，所嵌取的组织面广、组织量多且有一定深度，检验的结果准确性更大。

8. 宫颈锥形切除有诊治意义

　　宫颈切除为预防宫颈残端癌的发生。目前，临床上对子宫肿瘤及 40 岁以上顽固不愈的功能失调性子宫出血做全子宫切除。国际统计数据残端癌占子宫颈癌发病率的 2%，国内统计资料较少，江森在 1992 年统计为 1.8%，与国际无太大差别。对于年轻患者，为维持其生理功能，保留宫颈仍有必要，除非患有子宫内膜异位症、盆腔严重粘连、手术操作困难、全身性疾病等需缩短手术时间及某些急诊手术可行子宫次全切除，术后定期随访。但在手术前一定要确定子宫颈无癌变或癌变倾向，倘若子宫颈有异常而无癌变者,可行鳞柱交界区环形切除或锥切,既防癌又保持阴道完整,一旦子宫颈残端癌发生后,放射治疗困难,并发症也多。

(1)锥形切除活检的适应证:①子宫颈刮片检查多次发现癌细胞,而宫颈多点活检或小刮匙搔刮子宫颈均未发现癌变者。②子宫颈活检也不能确定有癌细胞侵犯者。

(2)锥形切除活检方法:在距病变外或不着色区域外0.3厘米处,用小尖刀先在子宫颈表面,围绕子宫颈管做一环形切口,再向内做圆锥形切除大块组织送病理活组织检查,是最后确诊子宫颈癌的手段。阳性率几乎到100%。现在有多种辅助检查,再加上子宫颈多点取活检及宫颈管刮片,可代替大多数子宫颈锥形切除术,故目前已很少做诊断性宫颈锥形切除术。

9. 三合一筛查法可提高早期发现率

1989年美国食品药品监督管理局(FDA)通过所谓"眼见为凭"认证的阴道荧光检查法:①先用阴道扩张器将阴道扩开。②在子宫颈上皮上涂5%醋酸稀释液。③30秒后,有病变的部位会出现白色。④白色病灶区透过淡蓝色荧光的照射,则会更加显而易见,以肉眼即可判断。

但由于肉眼判定较为主观,因此荧光检查无法单独成为一项筛检方法。而子宫颈刮(抹)片,又受许多因素干扰,如取活检标本不够彻底、病变细胞被其他炎症细胞或黏液遮盖等,仍会出现假阴性。

有学者认为,最理想的子宫颈癌筛查,即"三合一筛查法":传统刮片+荧光检视+人乳头状瘤病毒(HPV)检测,特别适用于子宫颈癌的高危人群筛查。如果前2项检查中有一项检查异常时,可进一步在病变处做精准导向刮片或阴道镜检查。若两项检查均为正常者,可在下一年度做刮片检查,每3年做1次荧光检查即可。凡年龄在35岁以上或性生活8年以上或性交对象较多者、有吸烟习惯者、多年来做刮片检查者均应做人乳头状瘤病毒检查。此项检查有助于早期发现子宫颈癌。

10. 影像学检查可确定临床分期

子宫颈癌患者确诊后,尤其于治疗前必须了解全身情况,有无组织器官的转移。

(1)胸部 X 线摄片:以了解术前肺部有无转移病灶、纵隔淋巴结有无转移肿大,有必要拍摄胸部正侧位片或骨骼 X 线片检查。

(2)CT 检查:胸部 CT 检查除可了解肺部及纵隔有无转移情况外,盆腔 CT 检查还可以了解子宫颈癌在盆腔内的扩散情况,以及盆腔内淋巴结有无转移及转移程度。

(3)放射性核素肾扫描、静脉肾盂造影检查:可以早期发现尿路梗阻、肾盂积水及肾功能不全等改变。

(4)腹部 B 超检查:可以了解肝、肾、膀胱有无转移,并提供重要依据,而且 B 超检查方法简单、无创伤性、费用较低,又可反复多次进行检查。

(5)X 线钡剂灌肠检查:怀疑结肠受侵犯的患者,可行 X 线钡剂灌肠检查。

(6)直肠镜检查:怀疑直肠受累或已出现下坠感、里急后重等症状的患者,需行直肠镜检查以确定有无转移至直肠。

(7)膀胱镜检查:怀疑膀胱受累或已出现尿急、尿频、尿痛、血尿的患者,必须行膀胱镜检查,以确定有无膀胱转移。

11. 组织病理学检查是确诊的"金标准"

确定子宫颈癌和癌前病变的"金标准",包括宫颈活检、宫颈环形电切术和宫颈冷刀锥切术。

(1)宫颈活检:对于宫颈脱落细胞学检查多次阳性,而活检阴性;或者活检为原位癌需要确诊者均应做宫颈锥切送病理组织学检查。

（2）宫颈环形电切术：是通过细如发丝一样的电极丝来完成宫颈疾病的治疗，它有三个方面的优势：①可以得到不影响病理检查的完好的组织标本，减少了"漏诊"和复发的可能。②对周围组织伤害小，留下瘢痕的机会小，操作简单，无需住院。③对宫颈损伤小，恢复程度可以用"光滑如初"来形容，术后3个月即可妊娠和正常分娩。

（3）宫颈冷刀锥切术：是一种很古老的妇科手术方式，患者必须住院并且在麻醉的状态下进行。高度怀疑原位癌或者已经诊断为原位癌又要求保留子宫者，应行宫颈冷刀锥切术。

12. 细胞 DNA 筛查可防止漏诊

可根据感染的 HPV 类型预测受检者的发病风险度决定其筛查间隔，并预测受检者肿瘤 CIN 的转归，也用于 CIN 和子宫颈癌治疗的监测。最有效 fg-E 宫颈癌筛查方案，就是采用最准确的方法和尽可能最长的筛查间隔。HPV-DNA 检测阴性，3～5年筛查1次；若 HPV-DNA 检测阳性，要进行液基细胞学检查，液基细胞学检查正常，则6个月至1年筛查1次，液基细胞学检查异常，则进行阴道镜检查和组织学检查。HPV 检测可与细胞学检查联合应用作为子宫颈癌的筛查。HPV 检测作为初筛手段可浓缩高风险人群，比通常采用的细胞学检测更有效。

目前，子宫颈刮片检查和人乳头状瘤病毒检测，均会出现假阴性及假阳性，结果造成子宫颈癌的漏诊或使受检查者受到无谓的惊吓。

以分子生物学检测细胞 DNA，可将子宫颈刮片检测的准确性提高到97.6%。该院通过子宫颈刮片，进一步检测了子宫颈刮片上皮细胞 DNA 重复片段的变化，并与病理学诊断做对照，结果找出5对 DNA 作为检测子宫颈癌前病变的指标，使其准确性甚至高于人乳头状瘤病毒的检测。

研究人员指出，传统子宫颈刮片检查是观察了宫颈上皮细胞的形态，但标本在取样、涂片、染色保存或处理时可能会出现细胞变形，而导致误差。因此，假阴性率可高达15%～20%，受检查未被检出的风险仍然很高。

细胞DNA检查不仅需要标本少，稳定性高，也不会受刮片、染色、脱水、保存和处理的影响，其敏感性和特异性可高达97.6%。

13．子宫颈癌与相似疾病鉴别诊断

（1）子宫颈糜烂：①月经期间或性交期间有出血。②阴道分泌物增多。③宫颈口可见红色颗粒状物，擦拭后可见出血。④查阴道脱落细胞或细胞活检可确诊。

（2）子宫颈外翻：①子宫颈外翻黏膜可见增生。②外翻处黏膜表面粗糙不光滑可见出血。③宫颈黏膜弹性较好，边缘整齐，分泌物较少。④查阴道脱落细胞或细胞活检可确诊。

（3）子宫内膜癌：①阴道不规则出血。②阴道分泌物增多。③癌变累及宫颈时宫颈管可见堵塞。④子宫颈部多无病变症状。⑤分段刮宫活检可明确诊断。

（4）子宫内膜炎：①阴道排液增多，排出液体为黏液性或脓血性。②子宫增大且变软。③宫颈的扩张部位可见脓液。④进行刮片检查，只见炎症不见癌变细胞。

（5）功能失调性子宫出血：①多见于更年期。②频繁发生月经紊乱。③可见阴道不规则出血。④子宫大小不变。⑤宫颈部无病变。⑥子宫刮片检查可确诊。

（五）子宫颈癌的预防

子宫颈癌的预防要遵循以下几点：①加强健康教育，对青少

年加强性卫生教育及婚前教育。提倡晚婚晚育、计划生育。②积极治疗宫颈病变，林巧稚教授当年报道宫颈糜烂发生癌变率为0.73%，无宫颈糜烂发生癌病变率只有0.1%，二者相差7倍之多。因此，早期治疗宫颈病变可以降低子宫颈癌的发病率。③治疗性传播疾病，特别是HPVl6型、18型与宫颈CIN（不典型增生）是同一疾病的连续发展过程。治疗HPV感染可使CIN得到控制。对于HPV感染既要重视，又不必恐慌。绝大多数人感染了HPV可自行消退，只有感染了高危亚型，同时又有高危因素的女性才有可能发展成CIN Ⅲ～Ⅰ子宫颈癌。HPV感染后无特效治疗药物，治疗主要是针对局部病变，可用激光、冷冻、宫颈的电切或冷刀锥切。HPV阳性、宫颈细胞学正常，不需要局部处理，可以使用干扰素，调节免疫功能等。预防HPV感染主要是应当避免与感染者接触，其次尽快使用HPV疫苗。④保护宫颈采用避孕套、子宫帽。⑤避免吸烟，饮食中补充足量叶酸、B族维生素、β-胡萝卜素等。

1. 要让未成年女性远离性行为

对青少年进行性卫生教育，以使青少年充分认识到过早的性行为的严重危害性是全社会、学校、家长及每个人的共同责任。

（1）少女子宫颈鳞状上皮细胞生长十分活跃，对多种致癌因子的刺激又十分敏感，易发生癌变。

（2）子宫颈腺由分泌细胞、纤毛细胞和储备细胞组成。性交年龄提前极易患慢性宫颈炎，此时储备细胞可增殖化生为复层扁平上皮细胞，在增殖过程中也可发生癌变。

（3）男性精子对少女宫颈处在生长活跃期的鳞状上皮细胞具有过度增生的能力，经过20～30年的潜伏期可发生癌变。

（4）性交年龄越早，子宫颈接触化学致癌物质、细菌、致癌病毒（人乳头状瘤病毒、单纯疱疹病毒及人巨细胞病毒）的机会越多。

（5）性交年龄越早，罹患妇科疾病的可能性越大，如月经不调、慢性附件炎，各种原因的阴道炎、子宫内膜炎等，不仅是造成成年后不孕的原因，也是导致诱发妇科多种癌症的隐患。

（6）性交年龄越早，身心负担越重，不仅严重影响身心健康发育，还会严重影响学习成绩，毁灭自己的美好前程。

（7）性交年龄越早，心理越空虚，极易染上不良行为，如吸烟、吸毒或犯罪等。

（8）初次性交年龄越早，身体、心理素质发育越不成熟，性交对象越不稳定。性交对象多，将来罹患子宫颈癌的危险性也会越大。

2．要坚持晚婚晚育少育

（1）现已确定，初次性交年龄或结婚年龄越早，感染人乳头状瘤病毒的机会越多，其罹患子宫颈癌的危险性越大。

（2）子宫颈鳞状上皮癌的发生率随产次（包括人工流产、自然流产、早产、死胎及正常产)的增加而升高，多产女性比生育1～2胎者的子宫颈癌发病率高10倍以上。

（3）子宫颈癌的发病率随子宫颈糜烂、裂伤及瘢痕形成时间而增加，生育越晚所致的子宫损伤病程越短，子宫颈糜烂、裂伤及瘢痕挛缩越轻，对内分泌功能、免疫功能影响越小，可以减少和预防子宫颈癌。

3．要积极防治"高危丈夫"的疾病

（1）接受婚前检查：如男方有包茎、包皮过长，女方应坚持在进行包皮环切术后成婚。丈夫有包茎或包皮过长不仅易患阴茎癌，且可导致妻子子宫颈癌发病率增高。此外，患有包茎或包皮过长的丈夫，其包皮垢可能携带致癌病毒和化学致癌物质，这些致癌物质通过性交引发子宫颈鳞状细胞癌。

（2）治疗丈夫淋病：早诊断、早治疗，及时、足量、规则用药，夫妻同时治疗。急性期及时正确治疗可完全治愈，并可预防子宫颈癌的发生。

（3）及时治疗丈夫尖锐湿疣：以局部去除外生性疣为主，辅以抗病毒、抗增生和免疫调节的综合治疗，以减少复发。

（4）及时治疗丈夫生殖器疱疹：以局部用药为主，加强全身免疫功能，定期复查，争取治愈。

4．要加强性生活卫生教育

有研究资料表明，高收入、高学历的职业女性罹患子宫颈癌的机会明显低于非职业女性，而非洲女性子宫颈癌的发病率又明显高于欧美各国的女性。在我国资源贫困的农村、边远地区的女性子宫颈癌发病率明显高于城市。这是由于其贫困、落后、愚昧、无知而导致性行为过早过密、性对象过多，且生育子女也过早过多；性器官、性行为卫生也差。因此，只有加强性卫生教育，才能预防子宫颈癌。

（1）提倡计划生育，坚持用男性避孕套避孕，并且避免人工流产。

（2）适当节制性行为，严禁于月经期和产褥期性交。

（3）保持双方生殖器官的清洁卫生，男方有包茎或包皮过长，应注意局部清洗，最好做包皮环切术。这样不仅可降低妻子患子宫颈癌的可能性，也能预防自身罹患阴茎癌。

（4）改变经期、产褥期不良的卫生习惯，养成经期、产褥期洗澡、洗外阴、应用清洁的卫生巾等科学卫生习惯。

（5）夫妻双方都要洁身自爱，可以防止感染人乳头状瘤病毒、人巨细胞病毒及单纯疱疹病毒与性传播性疾病。

（6）无论在家、在外，也无论在日常生活中，还是在工作中，都要养成便前便后洗手，以防环境中的人乳头状瘤病毒带入生殖道内。

（7）禁止使用低劣的、有色的、不符合卫生标准的餐巾纸、面巾纸和卫生纸擦拭会阴，以免被人乳头状瘤病毒污染。

（8）在有条件的情况下，于性交前双方进行沐浴或清洗外阴。通常，丈夫的外生殖器和双手的清洗常常被忽视，然而人乳头状瘤病毒（致子宫颈癌病毒），又常常通过丈夫的阴茎和双手进入阴道而感染女性，埋下罹患子宫颈癌的隐患。因此，性交前、性交后，双方必须清洗双手、才能确保夫妻安全。

（9）最好不要使用内置卫生品，如内用棉条等。

（10）月经期尽量不要游泳，洗澡时宜淋浴。

5．要积极防治子宫颈炎

子宫颈炎是育龄女性的常见病，分急性和慢性两种，临床上以慢性子宫颈炎较多见。

（1）病因：慢性子宫颈炎多因分娩、流产和手术损伤后，病原菌侵入而引起，主要的病原菌有葡萄球菌、链球菌、大肠埃希菌及厌氧菌。

（2）病理：可有 5 种变化：①宫颈糜烂。临床上分为 3 型，单纯性糜烂的宫颈表面平坦，无凹凸不平颗粒型糜烂的宫颈糜烂面凹凸不平呈颗粒状；乳头状糜烂的子宫颈糜烂面高低不平，呈乳头状隆起。②宫颈肥大。子宫颈充血、水肿、腺体增生、间质增生，导致宫颈肥大。但宫颈表面光滑。③宫颈息肉。子宫颈黏膜增生形成赘生物，向宫颈外突出，呈鲜红色、质软而脆易出血，蒂细长，形如舌状。④宫颈腺囊肿。由于宫颈腺分泌物引起受阻，潴留形成囊肿。⑤宫颈管炎。宫颈管内的黏膜充血、水肿及增生，并向外口突出，可见宫口发红、充血，但宫颈表面光滑。

（3）临床表现：①白带增多，多为白色黏液状，或淡黄色脓汁样。②伴有息肉形成时可出现血性白带或性交后出血。③可出现腰骶部疼痛，下坠感及痛经。④可造成不孕。

（4）妇科检查及临床意义：妇科检查根据糜烂面积大小分为 3 个等级：①轻度。系指子宫颈糜烂面占宫颈面积的 1/3 以下。②中度。系指子宫颈糜烂面占宫颈面积的 1/3 ～ 2/3。③重度。系指子宫颈糜烂面占宫颈面积的 2/3 以上。患有子宫颈糜烂的女性子宫颈癌发病率比无子宫颈糜烂女性高 2 ～ 7 倍，重度子宫颈糜烂者的子宫颈癌发病率又比中度子宫颈糜烂者高 9 倍。子宫颈息肉的癌变率不高，仅为 0.2% ～ 0.4%。

（5）预防：坚持晚婚、晚育、少育，可避免因分娩或手术损伤子宫颈组织。避免或减少流产可减少细菌感染的机会。加强性卫生，性生活前后应清洗双方生殖器和手，可预防病原菌和人乳头状瘤病毒的侵入。

（6）治疗：宫颈息肉者可行手术摘除。慢性子宫颈炎可选用宫颈电烙、电熨、CO_2 激光法和冷冻法，一次治疗即可痊愈，治疗时间应选在月经后 3 ～ 7 天之内进行。术后每日清洗外阴 2 次，以保持外阴清洁。术后 2 个月内禁止性交和盆浴。第一次手术未痊愈者可择期再做第二次治疗。

6. 要多喝小麦绿茶

有研究发现，女性极易感染人乳头状瘤病毒（HPV），感染后除外阴部有灼热感、瘙痒感及反复的宫颈发炎外，阴道还排出恶臭的分泌物。不经治疗者约有 1/3 患者将演变成子宫颈癌前病变，必将成为子宫颈癌的准候选人。

研究者选择 200 名感染 HPV 病毒的女性为实验对象，给她们服用天花粉、板蓝根、紫花地丁、苦参、薏苡仁及甘草煎剂，对照组则仅喝小麦绿茶，6 个月后结果表明，服用中药的实验组，只有 24%HPV 病毒被杀灭，而仅喝小麦绿茶的对照组，则有 86%HPV 病毒被杀灭。

研究者表示，HPV病毒存在于细胞染色体内，进入子宫颈上皮细胞潜伏一定时间，一旦HPV病毒的DNA进入细胞以后，可与人的DNA结合，便会导致子宫颈癌前病变，进而大量复制而演变为子宫颈癌。小麦绿茶具有增加细胞排出外来染色体的能力，因此具有抑制HPV病毒的繁殖和复制的作用。

7. 要积极治愈癌前病变

子宫颈的癌前病变是一个组织病理学概念，是指子宫颈上皮某些组织的病理学变化，这种病变比正常上皮有更多的机会发生癌变。

目前认为，子宫颈上皮不典型增生属癌前病变，这些病变比其他宫颈上皮病变有较多机会发生子宫颈癌。宫颈鳞状上皮不典型增生，系指宫颈鳞状上皮细胞部分或大部分被不同程度的异型变细胞所取代。通常有以下3种改变：①基底层细胞增生十分活跃，从正常情况下的一排，到异常情况下增生至多排，甚至占据上皮大部分。②细胞分化不良、排列紊乱，异型变细胞增多。③异型变细胞由基底部逐渐向上皮全层发展。

（1）不典型增生的分级（度）及临床意义：①Ⅰ级（轻度）。异型变细胞占据上皮层的下1/3，细胞异型变较轻，细胞排列紊乱。②Ⅱ级（中度）。异型变细胞占据上皮层的下2/3，细胞异型明显，细胞排列紊乱。③Ⅲ级（重度）。异型变细胞占据或超过上皮层的下2/3，细胞显著异性。

轻度不典型增生在子宫颈慢性炎症中常可出现，经适当治疗后，多可迅速恢复，其恶变率很低，如不治疗，约有10%以下的不典型增生将可转变为子宫颈癌。中度不典型增生，如不经治疗可进展为重度不典型增生。重度不典型增生则具有高度恶变危险，将有75%的不典型增生最终可发展为子宫颈癌。

（2）预防：①青少年不发生婚前性行为。②适龄结婚或晚婚、

晚育、少育。③计划生育，坚持避孕，最好男性用避孕套，避免
人工流产。④夫妻双方洁身自好，坚持终身一夫一妻制。⑤不主
动吸烟、避免被动吸烟（二手烟）。⑥婚后双方加强性器官、性行
为的清洁卫生。⑦性交前、后双方要清洗双手。⑧女性便前、便
后均应洗手。以上预防措施，可以减少或避免人乳头状瘤病毒感染，
是预防癌前病变的有效方法。

（3）治疗：①轻、中度不典型增生。有以下几种治疗方法。
电熨治疗是通过电凝透热，彻底摧毁病变区的上皮。冷冻治疗是
通过 -190℃ 的冷冻温度，使不典型增生的细胞发生凝固性坏死。
激光治疗是利用具有毁坏性作用的光束，准确地对准病灶，将病
变组织破坏、气化蒸发。采用激光治疗的优点是术后局部渗出液
较少，创面愈合所需时间较短，术后子宫颈管狭窄发生率较低。②重
度不典型增生。有以下两种治疗方法：施行全子宫切除术；治疗性
子宫颈锥形切除术。而次切除术适用于年轻患者，迫切要求生育者，
以及全身情况差，不能耐受手术而病变范围不大者。

8. 要终身定期刮片筛查

凡感染人乳头状瘤病毒者，应视为有较高机会罹患子宫颈癌，
但并非一定会患子宫颈癌。为了早期发现、早期诊断、早期治疗
子宫颈癌，必须终身定期刮片筛查，以避免"漏网之鱼"。

（1）凡感染人乳头状瘤病毒者，必须于一年后再追踪筛查 1
次，如仍持续感染者，应每半年至一年进行 1 次子宫颈刮片筛查。

（2）凡属子宫颈癌的高危人群（见前），应每年筛查 1 次。

（3）18 ～ 35 岁的女性，应每 3 年筛查 1 次。

（4）35 ～ 69 岁女性，应每 5 年筛查 1 次。

（5）69 岁以上的女性，如最后筛查仍为正常者，可以不再进
行筛查。

（6）农村和边远地区，至少在 35 ～ 40 岁筛查 1 次，有条件

者 35 ～ 55 岁女性，每 5 年筛查 1 次。

9．要多吃蔬菜和水果

蔬菜和水果能预防癌症，从生物学上讲是有根据的。蔬菜和水果中含有许多被认为是可以预防癌症的成分，其中包括有抗氧化功能的维生素和矿物质，如 β 胡萝卜素、维生素 C、维生素 E 及硒等，这些物质可以从以下的蔬果中获取。

（1）橙色蔬菜和水果：胡萝卜、甘薯、南瓜、冬瓜、甜瓜、芒果、木瓜中含 β-胡萝卜素最多。另外，还有类胡萝卜素，也有抗氧化及抗癌作用。

（2）含维生素 C 的蔬菜和水果：花椰菜、青椒、油菜、菠菜、番薯、芹菜、奇异果、木瓜、葡萄柚、草莓、橙子、柿子、番茄等新鲜的水果和蔬菜皆含丰富的维生素 C。

（3）含维生素 C 丰富的野果：刺梨、沙棘、番石榴、酸枣、猕猴桃、金樱子等，所含维生素 C 比柑橘、橘子、番茄高出 50 ～ 100 倍。

维生素 A（β-胡萝卜素、类胡萝卜素）及维生素 C 具有保持上皮细胞正常分化，有助于防治子宫颈鳞状上皮细胞不典型增生，从而可预防子宫颈癌。

研究发现，女性多吃豆类和豆荚类食物，不但可以减缓更年期症状，还可预防妇科癌症，因为豆类食物中富含植物性雌激素，具有抑制和阻止子宫颈癌细胞生长及浸润的功效、是女性最佳防癌保健的营养品。豆类中的黄豆、黑豆、豆腐、素鸡，豆荚类中的毛豆、甜豆、豌豆、四季豆及芹菜、花椰菜等，都是植物性雌激素含量极高的食物。每天只要吃豆腐 100 克（相当于一块豆腐）或一杯豆浆 540 毫升，就能摄取相当于 30 毫克的雌激素中含的大豆异黄酮。因此，多吃豆腐的女性，既能防癌抗癌又治疗骨质疏松，一举两得。

10．要增强自我保护意识

一旦出现白带增多超过 1 周，或出现血性白带，哪怕是仅有 1 次，就应及早到大医院或肿瘤医院做妇科检查，千万不能因为没有症状或没有痛苦就忽视了这一状况。

11．要注射子宫颈癌疫苗

近年来，子宫颈癌的预防是现代医学的重要突破之一，其主要手段就是人乳头状瘤病毒疫苗。因为，人乳头状瘤病毒感染是子宫颈癌前病变和子宫颈癌的明确病因，因此针对人乳头状瘤病毒的疫苗可以预防相关子宫颈癌前病变和子宫颈癌。人乳头状瘤病毒亚型很多，与子宫颈癌前病变和子宫颈癌相关的主要亚型是人乳头状瘤病毒 16 型和 18 型等，针对这两种亚型的二联疫苗可以减少 95% 以上相关子宫颈癌前病变。这种预防现在已经在我国开始推广接种，预计将来子宫颈癌前病变及子宫颈癌的患病率会越来越低。

子宫颈癌疫苗能在病毒的感染和复制部位产生高效能的与病毒结合的抗体，使病毒不能进入到细胞，最大限度地预防人乳头状瘤病毒所引发的宫颈病变，在 15 ～ 25 岁女性中接种保护期可长达 5 年半，25 ～ 55 岁女性保护期可达 2 年以上。专家们普遍认为，从以前预防效果及卫生经济学的角度讲，最适宜接种的是那些尚未发生性行为的年轻女孩。接种疫苗没有明显的副作用。

目前已有 3 种疫苗：①针对 HPV16 型的单价疫苗；②针对 HPV16 及 HPV18 型的双价疫苗；③针对 HPV6，11，16，18 型的四价疫苗。计划接种日程为 0.5ml，分别于 0，2，6 个月，三角肌肌注。

接种疫苗不良反应有：①轻度反应包括局部疼痛，肿胀以及皮肤发红，接种当日发热；②重度反应包括过敏反应、其他反应如支气管痉挛等。

建议疫苗接种应于 11～12 岁开始进行，最早可于 9 岁开始。疫苗现获准应用于 9～26 岁人群。接种应以在有性生活前为最佳。

（六）子宫颈癌的治疗

1．子宫颈癌手术治疗简介

手术治疗系指广泛性子宫切除术和盆腔淋巴结清除术。切除术包括子宫及其韧带、宫旁组织、输卵管、卵巢、阴道上段及阴道旁组织。盆腔淋巴结包括子宫旁、闭孔、髂内、髂外、髂总淋巴结群，这些部位均应清除。

（1）手术治疗的适应证：适用于 Ⅰb～Ⅱa 期的患者。子宫颈癌早期浸润癌（Ⅰa 期），应根据病变、患者年龄及身体情况，选择以下手术方式：①全子宫切除。②次广泛全子宫切除。③根治性全子宫切除加盆腔淋巴结清除术。

（2）手术的特殊适应证：①年轻、有生育要求者，可选择子宫颈锥形切除术。②无生育要求者，可行简单的全子宫切除术，年轻者可保留一侧正常卵巢。③子宫颈癌合并盆腔内炎块或卵巢肿瘤者，均应手术治疗。④子宫颈腺癌患者，因为腺癌对放射治疗不敏感，应手术治疗。⑤腹腔内有粘连的患者，也应手术治疗。⑥阴道狭小的患者。⑦子宫体切除后宫颈端残留癌患者。

（3）手术的禁忌证：①过度肥胖患者，易损伤血管和邻近器官。②年老体弱患者，手术病死率较高。③原有严重心、肺疾病及糖尿病者，麻醉和手术易出现问题，可威胁生命。

（4）手术并发症：①损伤膀胱及输尿管，可出现膀胱阴道瘘、输尿管阴道瘘，尿液经阴道流出。②术中大出血，严重者可出现失血性休克，危及生命。③严重感染，常发生败血症，可出现感染性休克，威胁生命。④盆腔腹膜后淋巴囊肿，因为淋巴管结扎，致淋巴液潴留在盆腔腹膜后而形成囊肿。子宫颈癌手术切除范围广，技术操作难度高，手术所需时间长，麻醉风险大，手术本身危险性高，术后并发症多且严重。因此，这种手术不是一般医院、普通医生所能胜任的，必须去专科医院请专科医生进行手术治疗。

2．子宫颈癌临床分期初始治疗

（1）Ia1 期：筋膜外子宫切除或如果患者要求生育或不宜手术（仅当锥切活检边缘阴性时）可观察或如果脉管间隙受累，行改良根治性子宫切除术或宫颈切除术＋盆腔淋巴结切除术（淋巴结切除为 2B 类）。

（2）Ia2 期：根治性子宫切除术＋盆腔淋巴结切除术±腹主动脉旁淋巴结取样，或近距离放疗 ± 盆腔放疗，或根治性宫颈切除术以保留生育功能 ± 盆腔淋巴结切除术 ± 腹主动脉旁淋巴结取样。

（3）Ib1 期和 IIa 期：根治性子宫切除 ± 盆腔淋巴结切除术±腹主动脉旁淋巴结异取样（1 类），或盆腔放疗 ± 近距离放疗（A点剂量 8 ～ 85Gy），对 I B1 期患者行根治性宫颈切除术以保留生育功能 ± 盆腔淋巴结切除术 ± 腹主动脉旁淋巴结取样。

（4）Ib2 期和 IIa2 期（＞4cm）：根治性子宫切除术 ± 盆腔淋巴结切除术 ± 腹主动脉旁淋巴结取样，或盆腔放疗 ± 含顺铂的同步化疗 ± 近距离放疗（1 类），或盆腔放疗 ± 含顺铂的同步化疗 ± 近距离放疗（A 点剂量：75 ～ 80Gy）＋辅助性全子宫切除（3 类）。

手术后如发现以下情况，应采取以下相应对策。

（1）淋巴结阴性：盆腔放疗（如果合并高危因素如原发肿瘤大，间质浸润深，和 / 或脉管间隙受侵）（1 类）± 顺铂为基础的同步化疗（化疗为 2B 类）。

（2）盆腔淋巴结阳性和 / 或手术切缘阳性和 / 或宫旁组织阳性：盆腔放疗 ± 含顺铂的同步化疗（1 类）± 阴道近距离放疗。

（3）手术分期发现腹主动脉旁淋巴结阳性：进行胸部 CT 或 PET-CT 扫锚，如有远处转移指征，对可疑转移部位考虑活检。若阴性：腹主动脉旁淋巴结放疗＋含顺铂的同步化疗 ± 近距离放疗；若阳性全身治疗 ± 个体化、放疗。

（4）IB2 期、ⅡA2 期、ⅡB 期、ⅢA 期、ⅢB 期、ⅣA 期

①影像学检查。淋巴结阴性则盆腔放疗＋含顺铂的同步化疗（1类）＋近距离放疗；淋巴结阳性需考虑针刺活检。

②CT、MRI 和／或 PET 发现阳性淋巴结。盆腔淋巴结阳性、腹主动脉旁淋巴结阴性，则盆腔放疗＋近距离放疗＋含顺铂同步化疗（1类）± 腹主动脉旁淋巴结放疗，或腹膜外淋巴结切除术[（腹主动脉旁淋巴结阴性，盆腔放疗＋近距离放疗＋含顺铂同步化疗（1类）；腹主动脉旁淋巴结阳性，延伸野放疗＋近距离放疗＋含顺铂同步化疗）]。如盆腔淋巴结阳性、腹主动脉旁淋巴结阳性，则考虑腹膜外淋巴结切除术，延伸野放疗＋含顺铂同步化疗＋近距离放疗。

③远处转移。如有临床指征则同时行活检证实，全身治疗 ± 个体化、放疗。盆腔淋巴结阴性和腹主动脉旁淋巴结阴性则盆腔化疗＋含顺铂同步化疗（1类）＋近距离放疗；若盆腔淋巴结阳性和腹主动脉旁淋巴结阴性则盆腔化疗＋含顺铂同步化疗（1类）＋近距离放疗；若腹主动脉旁淋巴结阳性则无远处转移或有远处转移对可疑部位活检阴性，盆腔化疗＋腹主动脉旁淋巴结放疗＋含顺铂同步化疗＋近距离化疗；有远处转移，如有指征，对可疑部位考虑活检，结果阳性全身治疗 ± 个体化、放疗。

3. 子宫颈癌放射治疗

（1）放射治疗的适应证：①子宫颈癌各期均可单纯应用放射治疗。②早期子宫颈癌手术前放射治疗。③早期子宫颈癌手术后放射治疗。④不适用于手术治疗的老年早期、有严重合并症的子

宫颈癌患者。

（2）放射治疗的方法

①外照射放疗：体外照射，包括盆腔前后对全野盆腔照射、盆腔四野照射、多野等中心照射。一般采用高能X射线或^{60}钴（^{60}Co）远离治疗机或加速器行全盆腔照射。组织剂量为 25～20Gy，中间铝挡4～6次幂后照射组织剂量为 15～20Gy，每天给组织剂量为 1.5～2Gy，每周照射 5 天，需要 5～6 周完成。照射范围包括宫颈病灶、宫旁、子宫骶韧带、阴道距离肿瘤 3 厘米、骶前淋巴结和其他可疑淋巴结。照射前应手术或影像检查无淋巴结受累，包括全部髂外、髂内和闭孔淋巴结。淋巴结受累、巨块型、盆腔淋巴结可疑或证实转移，照射野还要包括髂总动脉。髂总淋巴结或腹主动脉旁淋巴结受累则采用延伸野和腹主动脉旁照射，上界达肾静脉水平。镜下淋巴结受累需要外照射剂量应为 45Gy（1.8～2.0Gy/ 日），肿瘤区增加 10～15Gy。

②腔内照射：腔内照射采用宫腔管和阴道施源器，包括阴道内照射、子宫腔内照射、肿瘤组织间插植照射。以 γ 线（放射性核素产生）为主，但中子照射也应用于临床。一般腔内照射 A 点总量为 35～42Gy。子宫颈癌 Ia2 期，单纯采用腔内放疗，肿瘤大可采用组织间插植，术后阴道切缘阳性，可采用阴道塞子辅助外照射。

③姑息性放射治疗：适用于止血、止痛和改善盆腔病变。

4．子宫颈癌手术前后放射治疗的临床意义

（1）术前放疗：系指手术前先进行放射治疗，一般于放射治疗后 2 周手术，也有于术前一天进行放射治疗。其临床意义有：①术前放疗可以消灭亚临床病灶（目前用影像等手段尚无法检测到的微小病变）。②术前放疗可以缩小原发癌灶，使原来不适于手术或不能手术的患者能够手术治疗。③术前放疗可以使手术范围缩小，

能较好地保存患者手术后的生理和生活能力。④术前放疗可以降低癌细胞的活力，减少或防止因手术过程使癌细胞淋巴和血行转移、局部种植的机会，从而提高治愈率。⑤术前放疗后并不增加手术难度，既不增加手术死亡率，也不增加手术感染率、切口不愈合率及吻合口漏的发生率。

术前放疗多应用在：①子宫颈癌较大外生型肿瘤者。②Ⅱa期肿瘤阴道被侵犯较多者。③子宫颈黏液腺癌、子宫颈鳞腺癌、子宫颈透明细胞癌者。

（2）术后放疗：是在手术中对可疑癌灶残留区应用金属夹子标记，详细记录在案，便于定位放疗参考。术后放疗一般于术后2～4周进行，是在切口愈合和身体恢复后放疗。其临床意义有：①对残留癌灶放疗，可以达到根治的目的。②对残留癌灶放疗，可以控制肿瘤发展，减少或延缓复发。③手术只能切除较大、肉眼看得见的肿瘤，却改变不了机体的内环境，术后放疗可以改变癌细胞生长的内环境，从而预防和减少复发和转移。

术后放疗多应用在：①宫旁受侵。②淋巴结≥2个阳性。③病变侵及深肌层（≥1/2）。④癌细胞分化差。⑤脉管有癌栓。

5. 子宫颈癌化学药物治疗

（1）化学药物治疗的适应证：①区域化疗（盆腔动脉插管化疗），多用于晚期子宫颈癌、复发子宫颈癌及对部分Tb2期子宫颈癌术前和放疗前辅助化疗。②全身化疗多应用于晚期子宫颈癌患者、有远处转移的子宫颈癌患者及细胞分化差、预后不良、对放疗不敏感者。

（2）复发转移性子宫颈癌的化疗方案：①一线联合方案。顺铂/紫杉醇（2A类）、卡铂/紫移醇、顺铂/托泊替康、顺铂/吉西他滨（2B类）。②可供选择的一线单药方案。顺铂（可作为单药治疗首选）、卡铂、紫杉醇。

（3）子宫颈癌化疗：①可供选择的一线单药方案。顺铂（可作为单药治疗首选）、卡铂、紫杉醇。②二线方案。贝伐珠单抗、多西他赛、5-氟尿嘧啶、吉西他滨、异环磷酰胺、伊立替康、丝裂霉素、托泊替康。③三线方案。培美曲塞、长春瑞滨。

（4）局部晚期子宫颈癌的新辅助化疗：多数研究显示，新辅助化疗（NAC）使宫颈局部肿瘤缩小，有效率达 64.7% ～ 100%。日本学者应用紫杉醇（80 毫克 / 米 ^{2}，静除注射）和卡铂 [(CBP)=2 毫克 /（毫升·分钟）] 静脉注射，每周疗法，治疗 15 例高危型子宫颈癌。新辅助化疗的总有效率为 100%，2 例达完全缓解，鳞状细胞癌抗原（SCC）在四周内显著下降达 91%，毒副作用小。

（5）化疗放疗同步治疗局部晚期子宫颈癌：同时化疗、放疗将成为局部晚期子宫颈癌的标准治疗方案。德国学者报告，在两次小剂量内放疗中给以异环磷酰胺 2.0 克 / 米 ^{2}，24 小时，静脉滴入和顺铂 75 毫克 / 米 ^{2}，1 小时，静脉滴入。放射治疗 A 点剂量为 85Gy。放射结束后巩固化疗 4 个疗程：异环磷酰胺 2.0 克 / 米 ^{2}，3 小时，静脉滴入，第 1 ～ 3 天。

（6）复发、未控制及转移性子宫颈癌化疗：日本学者报道，热化-放疗治疗复发性子宫颈癌 15 例，双侧髂内动脉插管，每天盆腔放疗前给予卡铂（推荐量为 20 毫克 / 米 ^{2}），5 分钟内动脉注入，体外照射 20Gy 后，每周 1 次热疗，共 4 次，有效率达 93.5%。美国学者采用托泊替康十紫杉醇治疗 14 例复发、未控制或转移子宫颈癌。①紫杉醇 175 毫克 / 米 ^{2}，静脉滴入，3 小时，第一天。②托泊替康 1 毫克 / 米 ^{2}，静脉滴入，第 1 ～ 5 天，以后每 3 周 1 次。③粒细胞集落刺激因子（G-CSF）5 毫克 /（千克体重·日），第 6 ～ 14 天。

6. 子宫颈癌随访与预后

（1）子宫颈癌的随访：子宫颈癌患者经第一治疗（手术、放疗、化疗或生物治疗）后，肿瘤已被切除或肿瘤已被控制，但体内的微环境并未得到改变，仍有癌细胞再生的可能条件或第一治疗后也可能出现近期、远期的毒副作用和并发症等，均会影响患者预后。

因此，子宫颈癌患者第一治疗后必须进行随访，通过随访可以评估治疗后的临床疗效、康复情况，并可及早发现未控制、复发、转移及治疗后的并发症，以便及时治疗。①定期随访要求（第一治疗结束后）。最初3个月，每个月随访1次；3个月后，每3个月随访1次；1年后，每半年随访1次；3年后，每年随访1次。②定期随访医院。治疗结束后至3年内，应在初治医院门诊随访；3年后，可在患者所在附近医院检查或采用信访的方式与医院保持联系。③定期随访的内容。出院时的临床症状是否消失、减轻或加重；出院后有无新的临床表现，有无便血、尿血；有无直肠刺激症状，如里急后重、便次增多、排便疼痛、腹泻、黏液便、血便等；有无尿路刺激症状，如尿急、尿痛、尿频、血尿等；放疗后是否坚持阴道冲洗等。④医生查体内容。锁骨上及腹股沟有无肿大的淋巴结；双下肢有无水肿；放疗后阴道黏膜及分泌物有无异常；腔内放疗后有无阴道狭窄、变短或闭锁；宫颈大小、形状，有无出血、溃烂、肿物等；有无直肠、膀胱出血，溃疡或瘘管的形成。⑤辅助检查内容。直肠镜检查、膀胱镜检查、阴道残端细胞学检查、胸部拍胸片、B型超声波检查、CT检查等。

（2）子宫颈癌的预后：子宫颈癌的预后与多种因素有关，如临床分期、组织学类型、病灶的大小、波及的范围及手术是否彻底等。①子宫颈癌0～Ia期，手术+放射治疗者，5年生存率为95%～100%。②中药治疗+锥切治疗，5年生存率为100%。③宫颈浸润型，放射治疗5年生存率在Ⅱ期为82.7%，Ⅲ期为26.6%。

四、子宫内膜癌

子宫内膜癌又称子宫体癌，是发生在子宫体内膜层的一种较常见的癌症，占女性生殖系统癌症的 20% ～ 30%。

国内子宫内膜癌的发病高峰年龄为 55 ～ 60 岁，但发病可自 20 ～ 90 岁。多见于老年女性，绝经后发病率为 75%，40 岁以下女性发病率小于 5%。

迄今为止，子宫内膜癌的病因仍然不清楚，有遗传因素，也有环境因素。大量的研究表明，子宫内膜癌的发病相关因素有：肥胖、未孕、不育、晚育、延迟绝经、糖尿病、高血压病及某些可造成体内雌激素含量增加的妇科疾病和子宫内膜增生等疾病因素；外源性雌激素的使用及遗传因素。

（一）子宫内膜癌的病因病机

1. 子宫内膜癌发病模式

子宫内膜癌是全世界第 16 位最常见的癌症。世界卫生组织于 1997 年估计表明，1996 年全世界共诊断出子宫内膜癌 17 万新病例，占全部癌症新病例数的 1.6%。尤其美国和加拿大的发病率最高。非洲和亚洲的子宫内膜癌发病率最低，我国各省、市患子宫内膜癌发病率有上升趋势。

子宫内膜癌发展缓慢，转移较晚，如能早期发现，生存率较高。世界卫生组织统计，1996 年全世界因子宫内膜癌死亡者有 6.7 万例，占癌症死亡总数的近 1%。

2．子宫内膜癌发病机制

近年来，子宫内膜癌的发病率呈上升趋势，严重威胁着女性的健康及生命。

子宫内膜癌的病因尚不十分清楚，目前认为可能有两种发病机制。一种是雌激素依赖型，主要与无孕激素拮抗的雌激素长期持续刺激有关，此种类型占子宫内膜癌的大多数以绝经前患者为主。另一种为非雌激素依赖型，发病与雌激素无明确关系，多见于老年绝经后女性。

3．子宫内膜癌病理类型

子宫内膜癌多发生于子宫底部内膜，以双侧子宫角附近为多见，其次为子宫后壁。

（1）癌变形态：①弥漫型。起病时子宫内膜大部或全部为癌组织侵犯，病灶为不规则菜花样凸出于子宫腔。癌变虽广泛累及子宫内膜，但较少浸润肌层，晚期可侵犯肌肉全层并扩展至子宫颈管导致宫腔积脓。②局限型。病灶局限于宫腔的一部分，多见于子宫底或宫角，后壁多于前壁，呈息肉或小菜花状。局限型癌灶易侵犯肌层，晚期可扩散于整个宫腔。

（2）组织学：①腺癌。占80%～90%。根据细胞分化程度，子宫内膜癌可分为3级，Ⅰ级高分化癌，Ⅱ级中分化癌，Ⅲ级低分化癌或未分化癌。②腺棘癌（腺角化癌）。腺癌中含有成团成熟分化好的良性鳞状上皮。③鳞腺癌（混合癌）。癌组织中有腺癌和鳞癌两种类型。④透明细胞癌。子宫内膜癌含有透明细胞。

4．子宫内膜癌 FIGO 分期

目前，子宫内膜癌采用的分期是2009年修订的国际妇产科联盟协会（FIGO）分期，见表2。

表2 子宫内膜癌分期

Ⅰ期＊肿瘤局限于子宫体	Ⅰa＊肿瘤浸润深度＜1/2肌层	
	Ⅰb＊肿瘤浸润深度≥1/2肌层	
Ⅱ期＊肿瘤侵犯宫颈间质，但无宫体外蔓延△		
Ⅲ期＊肿瘤局部和（或）区域扩散	Ⅲa＊肿瘤累及浆膜和（或）附件★	
	Ⅲb＊阴道和（或）宫旁受累★	
	Ⅲc＊盆腔淋巴结和（或）腹主动脉旁淋巴结转移★	Ⅲc1＊盆腔淋巴结阳性
		Ⅲc2＊腹主动脉旁淋巴结阳性和（或）盆腔淋巴结阳性
Ⅳ期＊肿瘤侵及膀胱和（或）直肠黏膜和（或）远处转移	Ⅳa＊肿瘤侵及膀胱或直肠黏膜	
	Ⅳb＊远处转移，包括腹腔内和（或）腹股沟淋巴结转移	

注：G1，G2，G3任何一种。△仅有宫颈内膜腺体受累应当认为是Ⅰ期，而不再认为是Ⅱ期。★仅有宫颈内膜腺体受累应当认为是Ⅰ期，细胞学检查阳性应单独地报告，并没有改变分期

5．子宫内膜癌临床分期

子宫内膜癌的临床分期由国际妇产科联盟于1971年制定，至1982年修订，分期标准如下。

（1）0期：可疑癌或原位癌。

（2）Ⅰ期：癌变局限于子宫体。① Ia期。子宫腔长度≤8厘米。② Ib期。子宫腔长度＞8厘米。根据组织细胞学分级，又将Ia期及Ib期每期再分为4个亚期，分别是G1高度分化腺癌、G2分化的腺癌含有部分实化区、G3主要为实化或未分化癌、G4未定级。

（3）Ⅱ期：癌变已侵犯子宫颈。

（4）Ⅲ期：癌变已扩散至子宫以外，但尚未超过真骨盆。

（5）Ⅳ期：癌变已超过真骨盆或明显侵犯膀胱或直肠黏膜。①Ⅳa期。癌变已侵犯附近器官，如直肠、膀胱。②Ⅳb期。癌变已有远处转移。

6. 子宫内膜癌转移途径

子宫内膜癌一般生长较缓慢，早期病变多局限于子宫内膜，有时1~2年内癌变仍局限于子宫腔内，但也有极少数发展较快者。其转移途径主要是淋巴道转移、直接蔓延、晚期也可由血行转移。

（1）淋巴道转移：是子宫内膜癌的主要转移途径。当癌变侵犯至深肌层或扩展到宫颈管或是癌细胞分化不良时，极易发生淋巴道转移。淋巴道转移途径与癌变生长部位有关：①宫底部的癌变多转移至腹主动脉旁淋巴结。②子宫角的癌变可沿圆韧带的淋巴管转移至腹股沟淋巴结。③子宫下段及扩散到宫颈管的癌变，可转移至子宫旁、髂内外总淋巴结转移。④直接转移到卵巢，也可通过淋巴逆流至阴道及尿道周围淋巴结。子宫内膜癌淋巴道转移途径见图10。

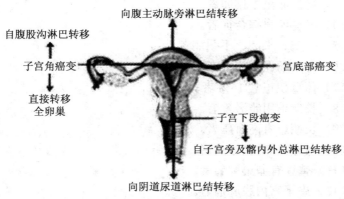

图10　子宫内膜癌淋巴道转移途径示意图

（2）直接蔓延：①向上经子宫角蔓延到输卵管。②向下蔓延到宫颈管、阴道。③向外经肌肉层浸润到浆膜面而蔓延到输卵管、卵巢。④可广泛种植在腹膜、子宫直肠窝及大网膜等处。子宫内膜癌直接蔓延见图 11。

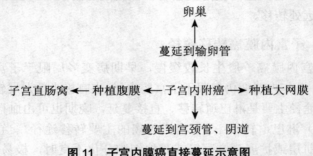

图 11　子宫内膜癌直接蔓延示意图

（3）血行转移：晚期患者可经血行至肺、肝及骨骼等处转移。

（二）子宫内膜癌高危人群

（1）11 岁前来月经者。

（2）52 岁后才绝经者。

（3）终身卵巢不排卵者。

（4）多囊卵巢综合征者。

（5）多产、未产、不孕症者。

（6）有结肠癌家族史者。

（7）体重超正常 15% 者。

（8）长期单用雌激素者。

（9）长期患有高血压者。

（10）长期患有糖尿病者。

（11）曾患有卵巢肿瘤者。

（12）患子宫内膜腺瘤者。

（三）子宫内膜癌的高危因素

内膜癌的病因至今尚未完全清楚。一般认为内分泌因素是子宫内膜癌发生的最重要、最直接的原因。月经周期延长或是雌激素水平增高而未得到及时控制，均可引起子宫内膜的过度增生、不典型增生，继而发生子宫内膜癌。罹患子宫内膜癌各种危险因素是：①未生育。缺乏孕激素拮抗作用。②绝经晚。雌激素水平增高。③绝经后。用激素替代疗法而没用孕激素拮抗疗法。④绝经后肥胖。体内雌激素储存。⑤多囊卵巢综合征。雌激素降低，缺乏孕激素调节。⑥女性化卵巢肿瘤。有分泌雌激素的功能。以上这些因素，均与子宫内膜癌危险性升高有关。在这些危险因素中有不少是由内源性或外源性的孕激素的减少而致。未被拮抗的雌激素浓度增高而导致子宫内膜增生。然而，这一增高的雌激素水平足以导致将会发生随机性子宫内膜癌（其原因可能是 DNA 被内源性氧化作用损伤，并在细胞分裂前未被修复）。

子宫内膜癌分两型，Ⅰ型为子宫内膜样癌，与雌激素水平升高有关，组织分化较好，预后也好；Ⅱ型无明显的流行病学危险因素，为浆液性癌或透明细胞癌，分化差，预后不良。

子宫内膜癌的分子遗传基础虽不清楚，但有研究显示，子宫内膜癌综合性分子遗传学分类有助于提高个体子宫内膜癌的分类，同时可预测对治疗的反应和临床表现。

近年来，发现一个新的抑癌基因 PTEN 在子宫内膜癌增生中突变率为 20%，提示为Ⅰ型子宫内膜癌发生中的早期事件。在Ⅱ型子宫内膜癌中未发现 PTEN 基因突变。错配修复基因 MSH2 和 MSHl 与遗传性非息肉性直肠结肠癌综合征相关。子宫内膜癌也是这些基因突变中常见的癌症，说明有一定的遗传性，但其遗传方式、遗传机制尚不明了，可望进一步分析基因表达谱技术，给子宫内膜癌防治提供新的靶点。

1．绝经后越胖危险越大

现已证明，子宫内膜癌与绝经前和绝经后女性的体重呈正相关，子宫内膜癌的发病机制随绝经前和绝经后女性的体重增加而增高。有充分证据表明，体质与绝经后子宫内膜癌有直接关系。

以往 30 年的流行病调查结果指出，超重女性的子宫内膜癌发生的危险性呈 2 ～ 10 倍增加。夏威夷的一项研究表明，随着成年期的女性体重增加，其罹患子宫内膜癌的危险性也增加。美国、意大利、中国、瑞士和意大利北部的研究中均发现，肥胖女性易患子宫内膜癌，且肥胖的女性绝经前和绝经后罹患子宫内膜癌的危险性均有显著提高。而对绝经后的女性其危险性更高，尤其老年女性的危险性更大。

有很多研究分析了体脂分布于子宫内膜癌的发病关系，这些研究包括测量腰臀围比（WHR）、腰大腿围比（WTR）及肩胛下大腿部皮褶厚度比（STR）。研究结果表明，体脂分布的异常并不增加子宫内膜癌的危险性。

导致肥胖易患子宫内膜癌的生物机制是脂肪组织中的雄烯二酮，经芳香化酶作用而增强转化为雌激素，血浆雌激素越高，子宫内膜增殖越严重，癌变机会越大。

目前，尚不清楚绝经前和绝经后女性肥胖能增加罹患子宫内膜癌的原因，而只知道绝经后女性肥胖是增加罹患乳腺癌的原因。

2．2 型糖尿病绝经后危险大

近年来，胰岛素抵抗、高胰岛素血症与子宫内膜异常增生的病变关系已被重视，流行病学调查胰岛素抵抗、高胰岛素血症与子宫内膜癌发病显著相关。Bershtein 等研究结果显示子宫内膜癌患者空腹血糖水平显著高于健康对照组，表明胰岛素水平增高在子宫内膜异常增生病变的发展中起重要作用。有研究表明，2 型糖尿病患者绝经后子宫内膜癌发病危险增加，因胰岛素抵抗导致高胰岛素血症，病例对照研究表明血清 C 肽水平与子宫内膜癌危险性相关。有学者发现多囊卵巢综合征（PCOS）患者伴有胰岛素升高，发生子宫内膜癌的风险是正常者的 4 倍，PCOS 患者中子宫内膜癌发生率可达 37%。肥胖与糖尿病引起的胰岛素抵抗和高胰岛素血症，导致血液及子宫局部组织中胰岛素生长因子 −1（IGF-1）的增加，同时，糖尿病又可因胰岛素抵抗和高胰岛素血症加速脂质代谢异常，机体脂肪贮存增加和动脉粥样硬化形成，加重肥胖、高血压，形成恶性循环，并且使血中雄激素水平升高，通过外周转化，进而雌激素水平升高，从而增加了子宫内膜癌的患病风险率。子宫内膜癌的发生和发展是一个多因素多步骤的过程，与雌激素的长期刺激、孕激素拮抗能力下降，以及近年来研究的热点胰岛素、胰岛素样生长因子系统（IGFs）等有关。

3．月经初潮年龄越小危险越大

在一定的遗传性潜在作用的范围内，早年的营养因素可以部分决定早年的生长发育水平，快速生长导致较早进入青春期。当然身高、肥胖和月经初潮年龄部分地决定于遗传因素。

研究发现，摄入高脂肪可导致月经初潮来得早，且身高、体重、脂肪含量（以体质指数、皮褶厚度及身体围度）均与月经初潮年龄有高度相关性。总能量或脂肪摄入多可增加体脂，因而可影响月经初潮的年龄。

月经初潮年龄越早，罹患子宫内膜癌的危险性越大，月经初潮的年龄提前，如 12 岁以前出现月经初潮者比 12 岁以后出现月经初潮者，罹患子宫内膜癌的危险性增加 3.9 倍。月经初潮年龄早导致罹患子宫内膜癌的危险性增加的原因是在整个生命期间生长在有规律的月经周期的激素环境的时间较早且较长。月经初潮早的女性在初潮后的早期以至于整个生育期体内的雌激素水平较高，雌激素过度刺激可引起子宫内膜的过度增生，以至于出现不典型增生，进而发生子宫内膜癌。

4．绝经年龄越晚危险越大

研究表明，52 岁或超过 52 岁仍未绝经者，罹患子宫内膜癌的危险性比 49 岁以前绝经者增加 4 倍，而且患子宫内膜癌的危险性不仅随年龄的增长而增高，也随行经年限的延长而增高，行经 40 年以上的女性罹患子宫内膜癌的危险性比行经 30 年以下的女性增加 2 倍。

绝经年龄晚是导致子宫内膜癌危险性增加的原因，可能是在整个生命期间生活在有规律的月经周期的雌激素环境的时间较晚和较长。使女性月经初潮后至整个生育期后体内的雌激素水平较高。雌激素持续刺激时间长而强，可引起子宫内膜增生或癌变。

5．终身未育年龄越大危险越大

多囊卵巢综合征患者，其双侧卵巢包膜增厚、卵巢体积增大且内含大量多囊卵泡，卵泡膜细胞增生而产生过多的雌激素，导致卵巢排卵障碍。临床表现为月经失调、全身多毛、肥胖、不孕不育。

由于卵巢不排卵导致不受孕，囊状卵泡又分泌大量雌激素，同时卵巢间质细胞所产生的雄激素又部分转化为雌激素，使体内雌激素水平持续升高而缺乏孕激素的拮抗作用。

体内孕激素缺乏和（或）雌激素升高，刺激子宫内膜过度增生、不典型增生或发生子宫内膜癌。终身不育的女性发生子宫内膜癌的危险性是正常年龄女性的 4 倍，40 岁以下的子宫内膜癌患者中，有 20%～50% 合并多囊卵巢综合征。

6．子宫内膜不典型增生越严重危险越大

大多数的子宫内膜增生是一种可逆性病变，或始终保持良性的状态，但部分增生具有恶变潜能。不少学者认为，子宫内膜增

生越厚，越容易癌变。其实不然，子宫内膜增生的病变程度与子宫内膜的厚度并没有直接关系，只与患者子宫内膜的细胞有无异型性有关。通常认为，单纯增生与复杂增生很少发生癌变，不典型增生的癌变率为8%～50%，2%的复杂增生发展为癌，10.5%发展为不典型增生。病理检查发现细胞异型性的子宫内膜重度不典型增生，更易进展为子宫内膜癌。

（四）子宫内膜癌的自我发现

1. 阴道异常出血是首发表现

有80%～90%的子宫内膜癌患者的第一个症状就是阴道异常出血，其特点如下。

（1）绝经前表现：①由月经周期一向恒定而变为月经周期紊乱、间隔长短不定。②由经血量一向"正常"而变为经血量增多。③由经期一向准确而变为经期延长，甚至长达至下次经期。④劳累、排尿或排便后出现少量阴道异常出血。⑤但多无性交后出血。

（2）绝经后表现：①由已绝经数年变为阴道持续异常出血。②由已绝经数年变为间断性少量阴道异常出血。③由已绝经数年突然出现阴道大量出血。④由已绝经数年出现偶尔时多时少的阴道异常出血。⑤多无性交后出血。

阴道出血不是子宫内膜癌的"专利"，虽然阴道异常出血是子宫内膜癌最多见的症状，但却没有特异性，很多妇科疾病也会出现阴道异常出血。

绝经前的女性，容易将子宫内膜癌的阴道异常出血误认为更年期功能失调性子宫出血，两病症状极为相似，而延误子宫内膜癌的早期诊断、早期治疗，将导致不良后果。非妇科医生也易将绝经前女性阴道异常出血、月经紊乱、经血量增多、经期延长误诊为更年期功能失调性子宫出血，而给予雌激素制剂治疗，更加重出血和癌症进展。

因此，凡绝经前患者一旦出现"功能失调性子宫出血"时，必须进行妇科检查，也只有妇科医生经妇科检查后作出的"功能性子宫出血"的诊断，才是正确的、可信的。而患者自己或非妇科检查的任何高明的医生作出"功能性子宫出血"的诊断，都是不准确或不可信的。

2. 阴道排液增多是早期表现

子宫内膜癌患者，约有 30% 人早期出现阴道排液，其特点如下。

（1）子宫内膜癌早期，组织渗出增多，从阴道排出液体，称为阴道排液。通常，患者述阴道排液为白带增多或阴道分泌物多。

（2）病初多为白色浆液性分泌物，白带变为水样，如同月经一样的感觉，阵阵流出。

（3）癌组织破溃时，可出现洗肉水样分泌物。

（4）癌组织破溃合并细菌感染时，阴道排液可为黄色脓样或脓血样排液增多，排出液多伴有恶臭。

（5）子宫内膜癌阴道排液增多，多出现在阴道出血之前，或两者同时出现。

阴道白带增多并非子宫内膜癌所特有的症状，如子宫颈炎症、子宫颈癌、老年性阴道炎等，均可出现阴道排液增多、血性白带、黄色白带等。因此，极易忽视子宫内膜癌的诊断。

中年女性，易将子宫内膜癌误认为慢性子宫颈炎；绝经后的女性，易将子宫内膜癌误认为老年性阴道炎。无论绝经前患者还是绝经后患者，凡出现阴道排液者，无论是浆液性血水样、脓性，也无论是量多量少或有无恶臭，首先要想到有子宫内膜癌的可能，必须进行妇科检查，直至确诊或排除子宫内膜癌的诊断。

3．下腹部腰骶部疼痛是晚期表现

子宫内膜癌患者一般不会引起疼痛，即使出现阴道异常出血、阴道排液时，患者也没有痛感，这也是误导患者丧失对子宫内膜癌的警戒原因。子宫内膜癌的疼痛特点如下。

（1）子宫内膜癌合并子宫腔积脓或癌细胞浸润子宫周围组织、转移至盆腔淋巴结或压迫盆腔神经时才出现疼痛。

（2）可出现下腹痛、下腹胀痛或痉挛性疼痛。

（3）可出现腰骶部疼痛并向大腿部放射。

（4）晚期可有贫血、消瘦、发热等恶病质现象。

（5）晚期盆腔检查，可发现子宫增大且软，或有囊性感、压痛；子宫旁可扪及转移结节或肿物。

4．子宫内膜癌的早期诊断

绝经后女性的子宫内膜由于卵巢功能衰退，激素水平不断降低，子宫内膜发生萎缩改变，内膜容积相应变小，当子宫内膜发生病变时，内膜增厚往往最早发生超声影像图改变，因此成为筛查子宫内膜病变的重要指标。临床上常用的主要诊断方法有 B 超检查、诊断性刮宫、宫腔镜检查、淋巴造影、CT 检查与磁共振成像等。经阴道超声（TVS）检查，具有简单、经济、快捷、无创、可重复等优点，用三维超声评估子宫内膜的形态，诊断子宫内膜癌的准确率为 100%，可以全面观察子宫内膜的各个切面，测出内膜容积。

5．子宫内膜癌与相似疾病鉴别诊断

（1）子宫内膜癌的特点：①多发生于生育年龄段的女性。②阴道不规则出血。③阴道排液增多。④多伴有下腹部疼痛。⑤阴道涂片无癌细胞。⑥腹腔镜检查及分段刮宫检查可确诊。

（2）绝经后出血的特点：①多见于更年期女性。②有阵发性

潮热出汗。③情绪不稳,激动或抑郁。④可有阴道少量出血。⑤阴道子宫附件正常。

（3）功能失调性子宫出血的特点:①多见于更年期女性。②多见于停经后出血。③可持续几周或几个月。

（4）子宫内膜不典型增生的特点:①多见于生育年龄段的女性。②药物治疗奏效很慢。③持续治疗可能有效,停药后又很快复发。④病理学细胞分化好。

（5）子宫颈管癌的特点:①阴道不规则出血。②常见阴道排液增多。③癌胚抗原阳性率高。④病理检查可见黏液腺体。

（6）原发性输卵管癌的特点:①临床常见月经量过多。②多见经期延长。③阴道排液持续增多。④常伴有血性分泌物。⑤宫腔镜检查可鉴别。

（7）老年性子宫内膜炎合并管腔积液的特点:①多见于老年女性。②常伴有阴道排出脓液。③常见阴道少量出血。④多见子宫增大且变软。⑤内膜活检无癌细胞。

6. 三维能量多普勒无创伤检查

这是一种非损伤性的评价盆腔脏器的辅助检查方法,能够直观形象地观察肿瘤的形态和立体结构及空间位置关系。

虽然三维经阴道超声不能代替病理检查,但在诊断绝经后子宫内膜出血病变方面明显优于单纯使用经阴道二维超声,并具有低创伤性,操作简单、敏感性高、可重复性强等特点,具有良好的应用前景。

7. 细胞学检查阳性率不高

细胞学检查包括:①宫颈刮片。②后穹隆涂片。③宫颈管吸片。④双腔管冲洗宫颈涂片。⑤尼龙内膜刷取内膜细胞涂片。⑥宫颈直接吸取涂片。以上细胞学检查方法,诊断子宫内膜癌的阳性率不高，仅 50% ～ 75%。

8．宫腔镜检查可提高诊断准确性

宫腔镜检查可在直视下观察子宫内膜情况，并在镜下对可疑部位进行活检，诊断准确性高，但有引起子宫内膜癌扩散的可能。

9．阴式 B 超检查可探测子宫内膜厚度

阴式 B 超检查可探测子宫内膜的厚度，而且影像较清晰。绝经后女性子宫内膜厚度小于 3 ～ 5 毫米者，可排除子宫内膜癌；子宫内膜厚度大于 5 毫米者，则应警惕是否罹患子宫内膜癌。

10．分段诊断性刮宫可以确诊

在常规体检中，阴道超声检查可以测量绝经后女性子宫内膜厚度，是评估围绝经期出血的首选方法。一般来说，当子宫内膜厚度小于 5 毫米时，发生子宫内膜增生症或内膜癌的风险很小，排除率可高达 96%，基本可以排除其他内膜病变。如果没有其他不适，一般无必要进行子宫内膜活检。

但 B 超发现厚的或不对称的内膜线，或有较明显的宫内病变（如内膜息肉、肌瘤等），则需要进一步评估，通常要进行内膜活检。

出现顽固性异常子宫出血的患者，即使超声检查并无特殊，也需要进行子宫内膜活检。

正在接受周期性孕激素治疗的女性，如有任何不在预期撤退时间内发生的出血，或当撤退性出血有重要改变（量、时间）时，也应进行子宫内膜取样活检。

对于没有激素治疗而绝经后阴道出血的女性，也应进行子宫内膜取样活检来评估。因为，至少 1/4 绝经后阴道出血女性有肿瘤病变。

11．磁共振成像了解癌症侵犯范围

磁共振成像（MRI）用于子宫内膜癌的主要意义在于观察子宫腔、宫颈管内癌变，肌层浸润的深度及淋巴结转移情况，有助于术前了解肿瘤侵犯范围，也有助于术前选择手术方式。

（五）子宫内膜癌的预防

1．坚持锻炼

研究表明，体力活动最低而能量摄入最高和体质指数最大者（肥胖），罹患子宫内膜癌的危险性最大。因此，坚持一定强度的锻炼可以远离子宫内膜癌。有生育史的女性中，运动的保护性作用更为明显。

锻炼显然与生育因素（月经初潮晚及绝经年龄早）有关，经常锻炼可以降低雌激素水平，减少对子宫内膜的长期刺激而增生或癌变。运动还可以提高 T 细胞、B 细胞、自然杀伤细胞及白细胞介素 -1 的水平，从而增强机体的免疫功能，有利于消除癌细胞。

经常坚持锻炼，可以防止肥胖，而肥胖的女性血压、血糖均升高，是引起内分泌失调的危险因素，血糖高、高血压及肥胖三者并存者，罹患子宫内膜癌的危险增加 10 倍以上。

因此，坚持锻炼是预防子宫内膜癌最有效的方法。

2．从女童开始预防

（1）自幼开始限制高能量、高脂肪、高蛋白的摄入。

（2）自幼养成多吃新鲜蔬菜和水果的习惯。

（3）自幼参与体育活动，防止肥胖。

（4）远离环境污染的地方。

（5）自幼禁止应用含有激素的化妆品。

（6）自幼远离塑胶包装的食品、玩具，因为塑胶中含有某些

化学物质，促进性早熟。

3．怀孕后控制体重增长

怀孕被女性视为破坏身材的"天敌"，怀孕10个月究竟长几斤肉，才不致使产后身材走样，又不影响胎儿生长发育，这是孕妇所关心的问题。

然而，孕期肥胖并不仅关系到身材，与孕妇的健康也息息相关。孕期体重增加速度越快，体重增加的重量越多，产后的血压升高、血糖升高的可能性越大，由于肥胖而造成雌激素水平持续升高，从而增加罹患子宫内膜癌、乳腺癌的危险性。因此，孕期要适当控制体重，其方法如下：

（1）孕期不可过分补充高能量、高脂肪、高蛋白饮食。

（2）孕期应严格控制自己的标准体重。

（3）孕期也应适当坚持适量运动，可防止肥胖。

（4）妊娠第二期后，每周体重增加的速度不得超过0．5千克，每月体重增加不宜超过2千克。

（5）产后也应控制体重，以不致变成肥胖者。

（6）孕期和产后均应多进食新鲜水果和蔬菜，以保证多种维生素、矿物质、微量元素的需要。

4．多吃豆制品

几项新研究的联合结果表明，女性食用较多豆制品罹患子宫内膜癌和卵巢癌的风险性更低。

如前文所说子宫内膜癌和卵巢癌受雌激素的影响很大，而大豆中的某些成分近似于雌激素，对人体的作用也与雌激素相似。就在人们质疑食用大豆制品与乳腺癌高发有关的时候，这项研究结果告诉我们，大豆成分对子宫内膜癌和卵巢癌的作用正相反，食用大量豆制品的女性发生这两种癌的可能性降低40%。

5．多吃蔬菜水果

子宫内膜癌的病因虽然至今未明确，但有一点是肯定的——体质因素是诱发子宫内膜癌的重要因素之一。如童年即进食高能量、高脂肪、高蛋白膳食而导致肥胖、导致月经初潮年龄提前；成年后进食"三高"饮食而导致肥胖、高血压、糖尿病的发病率增高，并使绝经年龄推迟。这种"提前""推迟"均可增加罹患子宫内膜癌的危险性。

我国民众蔬菜、水果摄入量较少，尤其北方民众更为不足。

研究指出，根据流行病学研究，如果每天能进食 400 克蔬菜和水果，可使致癌率降低 30% ～ 40%。全年每人每天应多吃多种蔬菜和水果达 400 ～ 800 克，包括绿色蔬菜、葱属蔬菜（大葱、大蒜、洋葱、细香葱和韭菜）、番茄及柑橘类。因为蔬菜和水果中含有多种预防癌症的微量成分，其中包括抗氧化功能的维生素和矿物质，即 β 胡萝卜素、维生素 C、维生素 E 及微量元素硒等。若想不被子宫内膜癌等多种癌症缠身，不妨现在就开始多吃蔬菜和水果。

（六）子宫内膜癌的治疗

1．子宫内膜癌的手术治疗

手术治疗是Ⅰ、Ⅱ期子宫内膜癌的主要治疗方法，而Ⅲ期则应采用综合治疗。

（1）Ⅰ期：采用经腹筋膜外全子宫切除术及双侧附件切除术或广泛子宫切除及阴道上段 1 ～ 2 厘米。

（2）Ⅱ期：采用广泛性全子宫切除术及盆腔淋巴结清除术，并探查腹主动脉淋巴结，做选择性摘除。若病理学检查淋巴结已有转移，术后加用放射治疗，或先行腔内照射后再进行手术。

（3）Ⅲ期：①首先放疗或经放疗待癌灶缩小后再进行手术治疗。②手术治疗后，辅以放疗、化疗、激素等综合治疗。③有远处转移者，再行放射介入治疗。

对于单纯性子宫内膜增生者，一般直接进行孕激素治疗即可。孕激素一方面可作用于子宫内膜使其萎缩；另一方面可作用于患者的脑垂体，影响其他性激素的分泌，使持续增生的子宫内膜停止生长。患者使用孕激素治疗 3 个月后，一般需要进行诊断性刮宫手术。若子宫内膜恢复正常，即可停止治疗；否则需选择手术等其他治疗方法。

复杂型子宫内膜增生者，若无生育要求，且能耐受子宫切除手术，宜行手术切除。若患者有生育要求或不能耐受子宫切除手术，则应密切随诊，定期做诊断性刮宫手术。而不典型子宫内膜增生，实际上是一种癌前病变，一旦确诊，就应该积极进行手术治疗。

特别提醒的是，一些女性得知增生的检查结果后，到一些小机构盲目进行内膜切除、电凝等，这是非常危险的。性质未明的增生内膜很可能因为处理不当而被破坏，从而失去确认性质的机会，造成癌前病变甚至早期癌症的漏诊。

2．子宫内膜癌的放射治疗

（1）单纯放射治疗：适用于晚期患者或不能耐受手术治疗的患者。又分为腔内放射治疗和体外放射治疗。

腔内放射治疗适用于影像学检查未发现子宫基层浸润的临床Ⅰ期患者，主要为子宫腔内及阴道穹隆部放射治疗。体外放射治疗适用于Ⅲ期以上患者或年龄过大、合并有心肺疾病不能耐受手术治疗的患者或配合腔内放射治疗的患者。

（2）术前放射治疗：适用于部分有特殊情况的患者，主要用于Ⅲ期、Ⅳ期患者。

①临床意义：可以缩小子宫内膜癌的面积；降低癌细胞的活力；降低癌细胞的淋巴和血行转移机会；缩小子宫腔，为手术的彻底和安全性提供保证，或预防因手术而导致的种植及术中出血；

减少术后复发，提高生存率。

②放射治疗方法：全量腔内加体外放射治疗需待完成全程放射治疗后 2～3 个月行单纯全子宫附件切除术，适用于Ⅲ期、Ⅳ期患者。部分腔内放射治疗应在放射治疗后 10～14 天行全宫附件切除，适用于Ⅱ期患者。

（3）术后放射治疗：多根据手术病理组织学提供的信息，并有高危因素的患者，例如，确有残留癌灶的患者。

①临床意义：术后放射治疗可以达到根治或控制癌症复发或延缓复发的目的，可以减少或预防转移，提高局部控制率。

②放射治疗方法：腔内放射治疗适用于Ⅱ期宫颈受累或阴道切缘有癌细胞者。体外放射治疗应用于任何期别伴肿瘤侵犯子宫肌层超过 1/2，细胞分化不良，淋巴、血管间隙受累者；Ⅱ期未行广泛性子宫切除，癌变超出子宫者；术前未进行放射治疗Ⅲ期、Ⅳ期和不良病理类型（如腺鳞癌或透明细胞癌或乳头状腺癌）者。以上患者可于术后 2～4 周进行腔内放射治疗。

3．子宫内膜癌的激素治疗

（1）激素治疗多根据术后病理结果，适用于以下情况：①雌激素和（或）孕激素受体阳性患者。②高分化的Ⅰ、Ⅱ期患者。③激素治疗常与手术、化疗和放疗联合应用。④Ⅲ期以上患者应用激素合并化疗和放疗。

（2）影响临床疗效反应因素：①子宫内膜癌细胞分化良好者。②患者年龄相对年轻、体质较好者。③初次治疗至复发间隔时间长者。④局部癌灶复发者。⑤用以高效、大剂量、长疗程者。⑥远处有骨、肺转移者。上述 6 种情况的患者，采用激素治疗反应较好。

（3）孕激素治疗：①孕激素治疗适应证。年轻患者的子宫内膜原位癌；不能手术的晚期子宫内膜癌；不能放疗的晚期子宫内膜癌；治疗后转移复发者。②孕激素的治疗作用。孕激素可拮抗雌激素，是子宫内膜癌细胞向正常细胞转化。孕激素可直接作用于癌细胞，抑制癌细胞的分裂。从而控制肿瘤生长，使肿瘤坏死和萎缩。单药应用有效率为 20%，70% 的患者主观症状得到改善，20% 的患者病情持续缓解，甚至有生存多年而无复发者。③不良反应。用药期间不良反应较小，偶有注射部位疼痛或注射部位皮肤发红。少数患者可出现轻度水肿、高钙血症、痤疮、乳房痛及肝功能受损害等。

（4）抗雌激素治疗：他莫昔芬（三苯氧胺）是一种雌激素拮抗药，它与雌二醇竞争雌激素受体，占据受体而起到抗雌激素的作用，可刺激子宫内膜产生孕激素受体而有利于孕激素的治疗作用。服药后子宫内膜癌内孕激素受体上升也有利于孕激素的治疗作用。

近年来，将他莫昔芬与孕激素联合应用或序贯应用，以治疗术后发现子宫内膜癌以超出子宫外者、不能手术者或不能放疗的晚期患者、复发病例者。

4．子宫内膜癌的化学药物治疗

化学药物治疗主要用于不能手术的晚期患者或放射治疗后复发患者，可诱导完全和部分反应率为 25%～75%。但对大多数患者，反应期和生存期短，中位生存 7～14 个月。

（1）单药：卡铂（CBP）300～400 毫克 / 米^2，溶于 5% 葡萄糖液 20 毫升中，快速静脉滴注，第～天。4 周重复 1 次。

（2）PA 方案：顺铂（DDP）50～60 毫克 / 米^2，溶于生理盐水 200 毫升中，静脉滴注，第～天。表阿霉素（EPI）50 毫克 / 米^2，溶于生理盐水 200 毫升中，静脉滴注，第～天。每 3～4 周重复 1 次。

（3）VP-16+DDP+5-Fu 方案：①足叶乙苷（VP-16），80 毫克 / 米^2，溶于生理盐水 500 毫升，静脉滴注，第 1～3 天。② DDP，35 毫克 / 米^2，溶于生理盐水 30 毫升，静脉推注，第 1～3 天。③ 5-

氟尿嘧啶（5-Fu），600 毫克/米^2，溶于 5% 葡萄糖液 500 毫升，静脉滴注，第 1～3 天。每 3～4 周重复 1 次。

（4）AEP 方案：① VP-16，75 毫克/米^2，溶于生理盐水 500 毫升，静脉滴注，第 1～3 天。② DDP，20 毫克/米^2，溶于生理盐水 30 毫升，静脉推注，第 1～3 天。③ EPI，50 毫克/米^2，溶于生理盐水 30 毫升，静脉推注，第 1 天。每 3～4 周重复 1 次。

（5）TAX+DDP 方案：①紫杉醇（TAX），175 毫克/米^{2}溶于 5% 葡萄糖液 500 毫升，3 小时静脉滴完，第 1 天。② DDP，75 毫克/米^{2}溶于生理盐水 30 毫升，静脉推注，第 2～3 天。每 3～4 周重复 1 次。

（6）TAX+CBP 方案：① TAX，135～175 毫克/米^2，溶于 5% 葡萄糖液 500 毫升，3 小时静脉滴完，第 1 天。② CBP 250～350 毫克/米^2，(AUC=5～7)% 葡萄糖液 500 毫升，静脉滴注，第 2 天。每 3～4 周重复 1 次。

（7）AP 方案：①阿霉素（ADM）60 毫克/米^2，溶于生理盐水 30 毫升，静脉推注，第 1 天。② DDP，50 毫克/米^2，溶于生理盐水 30 毫升，静脉推注，第 1 天。

（8）TAP 方案：① ADP，45 毫克/米^2，溶于生理盐水 30 毫升，静脉推注，第 1 天。② DDP，50 毫克/米^2，溶于生理盐水 30 毫升，静脉推注，第 1 天。③ TAX，160 毫克/米^2，溶于 5% 葡萄糖液 500 毫升，3 小时静脉滴完，第 2 天。每 3 周重复 1 次，最多 7 个疗程。

266 例随机研究结果显示，TAP 方案的有效率明更高于 AP 方案（57%:33%，$P < 0.001$），5 个月的无进展生存分别为 67% 和 50%。另外，毒副作用小，TAP 方案产生的小于 4 级的中性粒细胞下降为 36%，而 AP 方案为 50%，但大于 3 级的周围神经炎为 12% 和 1%。

5．子宫内膜癌预后及影响预后的因素

子宫内膜癌分两种类型，Ⅰ型为子宫内膜样癌，此型与体内雌激素水平升高有关，由于癌细胞分化较好，预后也好，5 年生存率可达 60%～90%。Ⅱ型为浆细胞癌或透明癌细胞，癌细胞分化差，且预后不良。影响其预后的因素有以下几点。

（1）病理类型

①腺角化癌：5 年生存率达 87.5%。

②腺癌：5 年生存率达 78.9%。

③乳头状腺癌：5 年生存率达 66.7%。

④鳞腺癌：5 年生存率达 53%。

⑤透明细胞癌：5 年生存率达 44.2%。

（2）细胞分化程度：癌细胞分化越差，肌层浸润越深，癌变范围越大，淋巴结转移越多，则预后越差，生存率越低。Ⅰ级为高分化腺癌，5 年生存率为 81%；Ⅱ级为分化的腺癌含有部分实化区，5 年的生存率为 74%；Ⅲ级主要为实化或未分化癌，5 年生存率为 50%。

（3）期别：期别越晚，预后越差。5 年生存率随临床期别的升高而递减。

①Ⅰ期：5 年生存率为 87%～99.5%。

②Ⅱ期：5 年的生存率为 79%。

③Ⅲ期：5 年生存率为 45.6%。

④Ⅳ：5 年生存率为 0。

（4）肌层浸润深度：癌细胞浸润子宫肌层越深，生存率越低。①无肌层浸润者，5 年生存率为 80%。②有浅肌层浸润者，5 年生存率为 75%。③有深肌层浸润者，5 年生存率为 60%。④癌灶与子宫表面浆膜间距离在 5 毫米以下者，5 年生存率为 65%。⑤癌灶与子宫表面浆膜间距离在 10 毫米以上者，5 年生存率为 97%。

五、卵巢癌

卵巢癌（常泛指卵巢恶性肿瘤）是妇科常见的三大癌症（卵巢癌、子宫颈癌及子宫内膜癌）之一，其发病率在我国位于子宫内膜癌和子宫颈癌之后，居第三位，但危害性却居首位。

20 世纪 90 年代以来，卵巢癌发病率逐年上升，由于缺乏有效的筛查方法和措施，大部分患者就诊时已属于晚期。在女性生殖系统肿瘤中，卵巢癌是造成死亡最高的一种癌症。

卵巢癌主要是由上皮细胞癌、恶性生殖细胞肿瘤及性索间质肿瘤组成，其中上皮细胞癌占 60% ～ 90%。85% 的患者发病年龄为 40 ～ 70 岁，恶性生殖细胞瘤多发生于年轻女性多为 18 ～ 21 岁。卵巢性索间质肿瘤，可发生任何年龄的女性。

（一）卵巢癌的病因病机

1. 卵巢癌发病模式

卵巢癌早期发现较难，且死亡率高，虽不像乳腺癌那样常见，但在较富裕的国家中是导致患者死亡的一个重要原因。卵巢癌是世界上第 15 位常见的癌症，1996 年估计全世界共诊断出卵巢癌 19.1 万例，占全部新癌症病例的 1.8%。

以往，卵巢癌在发达国家中较常见，但最近的趋势提示，以往发病率较高的发达国家有所减少，而以往发病率低的国家则有所增加。

几乎有 2% 的女性一生中会受到卵巢癌的侵袭，其中 5 年生存率低于 30%。世界卫生组织于 1997 年统计表明，1996 年因卵巢癌死亡的女性估计为 12.4 万人。占全部癌症死亡率的 1.7%。

2．卵巢癌发病机制

卵巢癌的发病原因至今不明。由于卵巢癌的复杂性，近年来许多学者从不同角度进行研究，基于细胞来源的组织学分3类：①上皮性肿瘤或来源于体腔上皮细胞的肿瘤。②性索间质性肿瘤或来源于特殊性腺间质的肿瘤。③生殖细胞肿瘤或来源于受精的卵子。

卵巢上皮性癌来源于卵巢表面上皮，是胚胎期覆盖泌尿生殖脊的体腔上皮。以后由这部分体腔上皮形成米勒管，并进一步发展成为输卵管、子宫内膜及子宫颈管内膜的上皮。故当卵巢表面上皮向间质凹下形成包涵囊肿时，向不同部分的米勒管分化时，就形成浆液性、黏液型、内膜样等卵巢上皮性癌；透明细胞瘤也来自米勒管。根据组织学的特性，将卵巢上皮性癌分为良性、交界性和恶性3种类型。交界性癌的组织学形态和生物学行为处于良性和恶性之间，相当于低度恶性，预后明显优于癌症，但有10%～15%将可能转变为真性癌。

3．卵巢癌 FIGO 分期

（1）Ⅰ期：肿瘤局限于卵巢。

Ⅰa期：肿瘤局限于一侧卵巢，包膜完整，卵巢表面无肿瘤；腹水或腹腔冲洗液未找到恶性细胞。

Ⅰb期：肿瘤局限于双侧卵巢，包膜完整，表面无肿瘤；腹水或腹腔冲洗液未找到恶性细胞。

Ⅰc期：肿瘤局限于单侧或双侧卵巢并伴有以下任何一项：包膜破裂；卵巢表面有肿瘤；腹水或腹腔冲洗液无恶性细胞。

（2）Ⅱ期：肿瘤累及一侧或双侧卵巢伴有盆腔扩散。

Ⅱa期：扩散和（或）种植到子宫和（或）输卵管；腹水或腹腔冲洗液无恶性细胞。

Ⅱb期：扩散到其他盆腔器官；腹水或腹腔冲洗液无恶性

细胞。

Ⅱc 期：Ⅱa 或 Ⅱb 并腹水或腹腔冲洗液找到恶性细胞。

（3）Ⅲ期：肿瘤侵犯一侧或双侧卵巢，并显微镜证实的盆腔外腹膜转移和（或）局部淋巴转移。

Ⅲa 期：显微镜证实的盆腔外腹膜转移。

Ⅲb 期：肉眼盆腔外腹膜转移灶最大径线＜2厘米。

Ⅲc 期：肉眼盆腔外腹膜转移灶最大径线＞2厘米，和（或）区域淋巴结转移。

（4）Ⅳ期：超出腹腔外的远处转移。

4．卵巢癌转移与扩散

（1）局部扩散：卵巢癌局部扩散发生较早，可直接蔓延和接触性浸润，可侵犯到输卵管、子宫、膀胱、直肠、乙状结肠及盆腔腹膜等邻近卵巢的器官和组织，从而使患者较早出现症状和体征。此时，患者腹腔冲洗液中可查到脱落的癌细胞。

（2）表面种植：不管卵巢癌的包膜是否完整或包膜表面有无癌灶，均有癌细胞脱落的可能。而一旦有脱落的癌细胞皆有种植能力，可随腹腔液的流动而到处种植，盆腔腹膜和腹腔腹膜是最常见的种植部位，从而可引起盆腔、腹腔内脏器官相互粘连。

（3）淋巴转移：卵巢的淋巴引流途径有3个：①淋巴管沿卵巢血管向上汇入腹主动脉及肾动脉之间的腹主动路旁淋巴结。②淋巴管在阔韧带两叶之间，横向终止于髂内及髂外淋巴结，再向上经髂总淋巴结至腹主动脉淋巴结。③淋巴管沿圆韧带向下引流入髂外淋巴结及腹股沟淋巴结。

（4）血行转移：血行转移较少见，可转移至肺、肝等器官。由于卵巢癌较早出现局部扩散及表面种植，故即使较早行手术治疗，也会出现手术切除卵巢原发癌的困难，手术又难以彻底，因此必须采取化疗、放疗才能提高生存率。由于淋巴转移的路线较远，可以超出盆腔而达腹主动脉旁淋巴结，因此必须扩大清扫术的清扫范围，才能提高生存率。

（二）卵巢癌的高危人群

（1）从未受孕的女性。

（2）40 岁以上女性。

（3）家族有卵巢肿瘤者。

（4）本人患癌症。

（5）累积排卵年限长者。

（6）长期接触滑石粉者。

（7）长期接触石棉制品者。

（8）长期摄入高脂肪者。

（9）青春期感染病毒者。

（10）高阶层职业女性。

（11）工业化环境生存者。

（12）盆腔炎多次放疗者。

（三）卵巢癌的高危因素

1. 无生育史者危险大

产次较多（包括妊娠已流产或早产）与口服避孕药均能显著减低罹患卵巢瘤的危险性，有资料表明，未生育女性罹患卵巢瘤的危险性远比有生育史的女性高。

大多数卵巢癌由卵巢表面单层上皮细胞开始，每次排卵后这一表层细胞就会增生以修复卵泡破裂所造成的损害，同时可形成囊肿，囊肿在激素、感染等因素的作用下可发生癌变。而生育多胎者于妊娠期卵巢暂时停止排卵，产后哺乳者，哺乳期也不排卵，因此一次生育可使排卵休闲 1 ～ 2 年。所以，生育对卵巢有保护作用，而发生卵巢癌的危险性也就随之降低。

2．有卵巢癌家族史者危险大

20% ～ 30% 的卵巢癌患者有家族史，有卵巢癌家族史的女性可增加罹患卵巢癌的危险性，其罹患卵巢癌的危险性为对照组的 4 倍以上。如母亲或姐妹患卵巢癌，其发生卵巢癌的危险性比无卵巢癌家族史的女性高 18 倍。有 BRCA-1 和 BRCA-2 基因突变的家庭中，通常会有患卵巢癌的患者。

3．有接触不良公共环境史者危险大

在一些卵巢癌患者中发现，卵巢中有滑石颗粒，也有一些科学家观察到经常使用滑石粉或从事接触石棉职业的女性，其罹患卵巢癌的危险性显著增加，但目前还没有证实这一相关性。

4．有服用药物史者危险大

服用精神类药物，如抗抑郁药、精神安定药、抗精神病药等，与卵巢癌的发病有关。因为这些药物诱导增进雌激素代谢的微粒体酶，有可能介导与激素有关的癌生成。

5．有病毒感染史者危险大

成年女性患腮腺炎时，约有 7% 的患者可伴发卵巢炎，发病时症状轻微，仅有轻微的下腹部疼痛，常被忽视，如不注意卵巢损伤者日后有发生卵巢癌的可能。

有资料表明，青春期女性罹患风疹者较 9 岁前患风疹的儿童日后发生卵巢癌危险性高 39 倍。可能由于卵巢功能早衰，促使脑垂体分泌促使卵泡素增多，促卵泡素水平增高可诱发卵巢癌。

（四）卵巢癌的自我发现

1．早期多无自觉症状

卵巢癌患者早期常常没有任何自觉症状，通常都是因为其他疾病而做盆腔检查时偶然发现的。因此，自己早期发现卵巢癌几乎是不可能。其原因概括如下。

（1）卵巢体积很小：如橄榄大小，即使患上卵巢癌，其体积也不会有突然增大，而临床症状也是由无到有，由少到多，早期不易发现。

（2）卵巢位于盆腔深部：它非常隐蔽，不像外阴部那样裸露体表，看得见，摸得着，也不像阴道和子宫颈那样，仅做刮片检查便可查到癌细胞,而卵巢癌早期在腹外既不能扪及,又不能刮片,难以发现。

（3）卵巢的生理功能单纯而微观：出生后即有分泌激素的功能，青春期才出现产卵作用，而至绝经后产卵作用消失，分泌激素的功能大为减退。卵巢癌患者导致功能障碍时，患者不易发现微观变化，即使出现阴道出血，也可能误认为子宫病变。

（4）卵巢癌早期缺乏特异症状：它不像肝癌那样肝脏增大，肝区剧痛，也不像食管癌那样早期可有咽下食物有梗塞感。即使卵巢癌体积稍增大，也很少出现卵巢本身的特定症状，因而不会引起患者对卵巢癌的警觉。

（5）患者对卵巢癌缺乏认知：普通人甚至医务工作者或从业的产科医生，往往都疏忽卵巢癌的表现。绝大数女性，尤其文化层次较低的非职业女性对卵巢癌一无所知，即使是职业女性对卵巢癌也知之甚少。待患者发觉有异常就医时，往往已非早期。

为了能早期发现卵巢癌，凡年龄在 40 岁以上的卵巢癌高危人群，必须自觉、主动地定期去妇科门诊检查。早期发现卵巢癌相当困难，但是非常重要。据有关资料统计：早期发现者术后 5 年生存率是 95% 以上，而晚期者术后 5 年生存率即降至 28%。

2. "五腹症状"是特殊表现

任何年龄的女性，尤其 40 岁以上的女性，卵巢癌高危人群凡短期出现"五腹症状"：即腹胀、腹部肿胀、腹水、腹痛及腹部膨隆；或出现腹围增加、胃肠不适、恶心、下腹部隐隐作痛，并持续 2 周以上者，必须警惕有患卵巢癌的可能，应及早去专科医院请有临床经验的妇科医生进行盆腔检查，待排除卵巢癌以后再请其他科医生进行诊疗，以免误诊误治。

若发现以下异常时，应高度怀疑卵巢癌：①发现卵巢增大，与其年龄段不符者。②子宫旁发现有实质性肿块者或有直径大于 5 厘米的囊性肿块者。③原有卵巢囊肿于短期内迅速增大，表面不规则者。④原有卵巢囊肿变为质地较硬而不光滑，或原有活动而变为固定不动者。⑤发现子宫直肠窝有质硬的结节者。

妇科医生经盆腔检查，发现上述情况之一者，必须进行下列辅助检查以明确诊断。

（1）B 型超声波检查：可以提供诊断依据，弥补临床三合诊检查的不足，从而提高正确诊断率，降低误诊率。但是 B 型超声波检查未发现卵巢有肿块时，并不能完全排除卵巢癌的诊断，因为卵巢内有较小的实质性肿块可能漏诊。

（2）肿瘤标志物测定：肿瘤标志物测定对卵巢癌早期诊断有较高价值，但阳性率并非 100%。任何一名临床医生，对于一名以"五腹"症状为主诉的中年以上女性，都应警惕这是卵巢癌的特殊表现，并应与以下疾病进行鉴别。①结肠癌、直肠癌。多见于老年女性，且 80% 的肿块位于左侧。患者除有腹痛外，主要有便血、腹泻和黏液便，便次增多，由 1～2 天一次大便为每天 5 次以上，甚至多达 10 次以上。多数直肠癌以便血为常见症状，并有严重的里急后重的感觉，直肠指检时可触及肿块。进行直肠镜、纤维结肠镜及钡剂灌肠均有助于与卵巢癌鉴别。②结核性腹膜炎。多见于年轻、不孕女性，且多有肺结核病史，结核中毒症状较重，如消瘦、午后低热、夜间盗汗，常伴有月经稀少或闭经。在腹部可触及肿块，其位置较高，形状不规则，界限不清且固定不动。通过B超、X线腹部平片可以明确诊断。③肝硬化。有长期慢性肝炎或血吸虫病或慢性营养不良等病史；有长期肝功能异常，脾大，腹水，早期肝脏增大，表面光滑，质地中等；晚期肝脏缩小、质地坚硬有结节，一般无腹痛。经B超检查，必要时肝穿刺进行活组织检查便可确定肝硬化的诊断和鉴别诊断。

3．性早熟、"返老还青""男性化"和"去女性化"是异常表现

特异性性索间质肿瘤中，部分卵巢癌能分泌雌激素，可出现以下临床表现。

（1）性早熟：青春期前发病者可出现性早熟，即月经初潮来得早或阴道不规则出血、乳房增大、外阴丰满、阴毛及腋毛生长等。

（2）"返老还青"：老年女性发病者，可使原来已经萎缩的乳房渐渐饱满起来，枯萎稀少的头发变得光滑亮泽，或满头银丝逐渐长出又粗又密的乌发，阴道也随之出现"经血"，这些接踵而至的青春表现，并非"返老还青"，而可能是卵巢癌的异常表现。

（3）"男性化"：部分卵巢肿瘤也能分泌雄性激素，表现出男性化的症状，如声音嘶哑、长胡须、阴蒂增粗等。

（4）"去女性化"：如月经稀少或闭经、不育、性欲低下等。

特异性性索间质肿瘤约占卵巢癌症的5%，虽然其恶性程度不高，但若误诊时间过长，也易发生局部肿瘤坏死或转移。若能早期发现，经手术切除则预后良好。因此，凡出现上述异常表现的女性，必须首先进行妇科检查。

绝经后的卵巢既不会生理性增大，也不会发生功能性囊肿，

因此，绝经后女性妇科检查时触及卵巢时，必须考虑其是否患有癌症，应及时剖腹探查或行腹腔镜检查，可以明确诊断，并作初步临床分期。

4．盆腔检查可早期发现癌症

盆腔检查，即腹部、阴道、直肠三合诊检查，是临床上诊断卵巢肿瘤的重要手段。

卵巢癌的发病年龄段是妇科肿瘤中最宽的，任何一名女性在一生中任何时期都有发生卵巢癌的可能。因此，女性特别是40～60岁的女性应当自觉、主动地接受检查。惟有定期门诊盆腔（三合诊）检查子宫及附件，才能早期发现卵巢癌变。检查者应特别注意以下部位有无结节或肿块：①子宫后壁。②子宫直肠窝。③子宫骶骨韧带。④阴道直肠窝。

如果患者附件已有肿块，凡出现下列任何一种变化，均应考虑有卵巢癌症的可能。

（1）实性肿块者，约有 50% 的实质性肿块为癌症。

（2）双侧性肿块者，约有 70% 的癌症已累及双侧卵巢。

（3）肿块不规则，表面结节状且不平者，多为癌症。

（4）肿块互相粘连、固定、不易推动者。

（5）肿块伴有腹水或胸腔积液，尤其伴有血性胸腔积液者。

（6）阴道直肠陷凹发现硬结节者。

（7）肿块增长迅速者。

（8）患者于短期内出现消瘦、贫血，甚至恶病质者。

（9）伴有肝脾增大或消化道梗阻者。

（10）锁骨上和（或）腹股沟淋巴结肿大，或绝经后的女性卵巢增大者。

5. 腹水检查可早期发现癌细胞

（1）患者已出现明显的腹水，可直接经腹壁穿刺抽取腹水。

（2）患者无明显腹水或腹水少，可在 B 型超声波下监测进行腹壁穿刺抽取腹水。

（3）患者腹水少，亦可经阴道后穹窿穿刺抽取腹水。

所得腹水经离心、浓缩、涂片、染色后在显微镜下进行细胞学检查。卵巢癌症患者的腹水中，癌细胞阳性率可高达 70% 左右。

6. B 型超声波检查结论快速

妇科三合诊检查可疑附件有肿物时，应首选 B 型超声波检查。由于超声波在不同密度的组织内传递的阻力不同，因此回声也不同。超声图像可显示盆腔肿块的大小、部位、形态、质地（即肿块内部的物理性质）、轮廓，并可分辨肿块与周围脏器和组织的关系。卵巢癌症声像图特征如下：

（1）一侧或双侧附件区出现大小不等圆形或椭圆形无回声区。

（2）无回声区内有杂乱光点或光团回声。

（3）附件肿块显示为液性暗区与实性暗区同时并存。

（4）肿块轮廓模糊不规则，与周围界限不清。

（5）肿块囊壁不均匀。

（6）可出现腹水征。

7. 影像学检查可提供肿瘤有关信息

（1）胸部 X 线平片检查：可确定肺部有无转移阴影。

（2）腹部 X 线平片检查：除可显示腹部有无转移阴影外，还可用于鉴别卵巢畸胎瘤，瘤内可显示牙齿和骨质。

（3）钡餐和钡剂灌肠造影：可了解肿瘤与胃肠道的关系，并可观察胃肠道肿瘤转移病灶，还可以鉴别腹水与肿瘤。

（4）CT 及磁共振成像（MRI）：对卵巢肿瘤的诊断与鉴别诊断、临床分期、治疗方案的确定及疗效的评估等都具有重要的意义。

因为 CT 及 MRI 能准确显示腹腔、盆腔正常与异常结构；并能分辨肠管与肿瘤组织，能清楚显示出肝脏、肺脏及腹膜后淋巴结有无转移等。

（5）淋巴造影：可以显示髂总淋巴结、腹主动脉旁淋巴结有无转移征象，有助于提高分期诊断的准确性，对于手术清除淋巴结的主动性和彻底性有指导意义。

（6）盆腔血管造影：有助于了解癌症的转移情况，并可进行栓塞化疗。

8. 肿瘤标志物测定有助于早期发现癌症

卵巢肿瘤患者体内可产生并释放肿瘤抗原、激素和酶等物质，称为肿瘤标志物，这些物质均存在于患者的血清中，可通过免疫学、生物化学等方法测定其含量。

（1）抗原标志物

①甲胎蛋白（AFP）：AFP 是胎儿期的主要血清蛋白，长大成人后甲胎蛋白含量极微，不易测出。正常成年人血清 AFP 低于 25 微克 / 升。如果罹患卵巢恶性生殖细胞肿瘤，如内胚窦瘤、胚胎瘤、未成熟型畸胎瘤时，患者血清中的甲胎蛋白含量便会增高，且比临床症状出现早。因此，定期测定 AFP 有助于早期发现卵巢癌。

②癌抗原（CA125）：CA125 是一种高分子糖蛋白，能被卵巢癌症细胞株为抗原制备的克隆抗体所识别。正常人的卵巢组织既不分泌也不释放 CA125。CA125 的正常临界值为 35 单位 / 毫升。CA125 值升高的人群中，有 73% ~ 93% 的人罹患了卵巢上皮癌。因此，CA125 可用来鉴别附件肿块性质。但 CA125 不是卵巢癌症的特异标志。动态监测 CA125 的水平可作为评估临床疗效、预防及判断复发的参考。

卵巢癌症患者病情恶化或复发时，CA125 值上升，病情缓解或未复发者，CA125 值处于低值，两者相符率高达 97.6%。

（2）激素标志物

①绒毛膜促性腺素（hCG）：hCG 是妊娠滋养细胞特异性很高的标志物，患有原发性卵巢绒癌和胚胎瘤的患者血清 hCG 很高。

②性激素：老年女性患性索间质细胞肿瘤时，常常具有内分泌功能、血清内雌激素水平较高。因此，绝经后很久的老年女性可出现阴道出血。

（3）酶标志物

①乳酸脱氢酶（LDH）：LDH 是糖代谢的一种主要酶，卵巢癌症生长迅速，糖代谢旺盛，因此患者血清中乳酸脱氢酶升高，尤其是卵巢无性细胞瘤患者血清中乳酸脱氢酶水平升高。在卵巢无性细胞瘤的诊断中，具有辅佐作用。

②胎盘碱性磷酸酶（ALP）：有 45% ～ 58% 的卵巢癌症患者，血清胎盘碱性磷酸酶水平升高。

③半乳糖转移酶：有 50% ～ 100% 的卵巢癌症患者，早期血清半乳糖转移酶水平升高。

9．病理组织学检查是诊断及分期依据

卵巢是一个具有多潜能细胞的器官，卵巢肿瘤的组织细胞类型很多，最好的诊断及分期依据，必须通过组织学检查确定。

（1）细针穿刺活检：为明确诊断，多采用 B 型超声波引导或经阴道穹窿穿刺，吸取卵巢肿瘤组织进行组织学检查。

（2）剖腹检查：取得卵巢肿瘤活检组织进行组织学检查。

（3）细胞学检查：吸取腹水或腹腔冲洗液进行细胞学检查。

以上 3 种检查方法均可获得卵巢肿瘤活组织，经切片、染色，在显微镜下进行肿瘤的组织细胞类型确认，才能作为最后确定卵巢肿瘤的组织学分类。

10．卵巢良性肿瘤与恶性肿瘤的鉴别

卵巢肿瘤有良性与恶性之别，虽然只有 10% 左右的卵巢肿瘤

是恶性的,但其死亡率却占女性恶性肿瘤的首位。所以,准确鉴别卵巢肿瘤是良性还是恶性非常重要,以便早期发现,早期诊断,才能争取预后良好。

卵巢良性肿瘤与恶性肿瘤的鉴别,见表3。

表3　卵巢良性肿瘤与恶性肿瘤的鉴别

	良性肿瘤	恶性肿瘤
年龄	多发生于生育期年龄段	任何年龄均可发生（从女胎至百岁老人）
病程	长,肿瘤生长缓慢	短,肿瘤生长快
症状	多无症状	可有腹胀、腹部肿块、腹水、腹痛及腹部膨隆,晚期呈恶病质
肿块性质	多单侧,囊性,表面光滑可活动	多两侧,实质性、有结节、固定不活动
腹水	无腹水	血性腹水,可查到癌细胞,下肢有水肿
消瘦	无	有
低热	无	有
并发症	少见	肿瘤蒂扭转,肿瘤破裂,出血及感染
B超检查	多为囊性影像	多为实性影像
血清CA125	阴性或低值阳性	阳性,高水平上升
预后	良好	不良

11. 卵巢癌与相似疾病鉴别诊断

（1）盆腔子宫内膜异位症:①多为生育期女性。②常有进行性痛经。③伴有月经周期延长。④多年不孕。⑤需腹腔镜、剖腹探查确诊。

（2）慢性尿潴留:①多有排尿困难史。②或有尿频或尿不尽的感觉。③包块在下腹正中。④图像边界大多不清楚。⑤导尿后包块消失。

（3）腹膜、附件结核:①常有结核病病史。②伴有消瘦、低热、盗汗。③月经紊乱且量少。④腹膜结核有腹水。⑤粘连包块位置较高。

（4）盆腔炎性包块：①包块固定且边缘不整齐：多有人工流产史。③多有上环取环、感染史。④伴有发热和下腹疼痛感。⑤抗炎治疗后包块缩小。

（5）肝硬化腹水：①多有肝脏病病史。②肝功能检查异常。③盆腔检查无包块。④腹水检查无癌细胞。⑤B超和CT检查能确诊。

（五）卵巢癌的预防

1. 多摄取胡萝卜素

有研究观察到，绝经前（30～39岁）的女性多摄取胡萝卜素对卵巢癌的发生具有显著的保护作用，以降低卵巢癌的危险性。在排除生育史的影响因素外，患卵巢癌的危险性降低，与大量摄入胡萝卜素具有保护作用有关。

现有证据提示，进食含类胡萝卜素高的膳食能预防卵巢癌。植物体内存在的黄、红色素中很多是属于类胡萝卜素，其中最重要的为β-胡萝卜素。另外，还包括α-胡萝卜素、γ-胡萝卜素和玉米黄素等，也能分解形成维生素A。

（1）维生素A的作用：①维生素A对上皮细胞的分化起着重要作用，可抑制脱氧核糖核酸（DNA）过度合成和基底细胞增生，使之保持良好的分化状态。动物实验证明，维生素A缺乏的动物易被化学致癌物质引起黏膜、皮肤及腺体肿瘤。维生素A可抑制化学致癌物质引起动物肿瘤形成。②维生素A对肿瘤的抑制作用主要是防止上皮组织癌变。③维生素A对动物肿瘤的抑制作用，提示了用以防治人类肿瘤的可能性。

（2）胡萝卜素的来源：橙色蔬菜和水果，如胡萝卜、甘薯、南瓜、冬瓜、甜瓜、芒果、木瓜、菠菜、苜蓿、豌豆苗、辣椒、冬苋菜、杏及柿子等含β-胡萝卜素最多。从植物性食品中摄取β-胡萝卜素，吸收率相当低，如将含β-胡萝卜素的蔬菜与脂肪一起摄入，吸收率可提高50%。因此，在食用含有β-胡萝卜素的食品时，与其用水煮或生食不如用油炒后食用更易吸收β-胡萝卜素。

2. 多食蔬菜和水果

科学家认为，蔬菜和水果中含有能预防癌症的微量成分，以及具有抗氧化功能的维生素和矿物质，如β-胡萝卜素、其他类胡萝卜、维生素C、叶酸、维生素D、维生素E、微量元素硒。蔬菜和水果中含有多种具有生物活性的微量成分，如葱属化合物、二硫醇硫酮、异硫氰酸盐、类萜烯化合物、异黄酮类、多酚类、吲哚、类黄酮、皂苷类和香豆素类等。

（1）葱属化合物：可通过诱导酶的解毒系统而具有抗癌作用。

（2）二硫醇硫酮：可抑制致癌物活化的酶或通过诱导解毒酶而起防癌作用。

（3）异硫氰酸盐：可诱导解毒酶，并抑制细胞内已经向癌发展的肿瘤的表达。

（4）萜类：可通过诱导谷胱甘肽转移酶的酶而预防癌的发生。

（5）酚类化合物：参与诱导解毒系统，并抑制N-亚硝基化作用。

（6）吲哚类物质：可预防与雌激素有关的癌症，如乳腺癌及子宫内膜癌。

目前，一项涉及30个国家的国际生态学研究发现，摄取蔬菜的量与卵巢癌的发生呈负相关，即进食蔬菜越多，卵巢癌的发生率越低，这些证据表明，进食多种大量蔬菜和水果能预防卵巢癌，美国自1991年提出每天进食5种蔬菜和水果，5年后多种癌症的发病率和死亡率均有不同程度的下降。

3．口服避孕药

有研究表明，避孕药物可以大幅降低女性罹患卵巢癌的概率。此项研究的带头人罗德瑞盖兹指出，即使服用避孕药物只有 3 年的时间，也可使罹患卵巢癌的概率降低 30% ～ 50%，服药时间越长，罹患卵巢癌的概率越低。

研究发现，避孕药物内含有子宫内膜刺激素，它在卵巢内具有一种非常强有力的生物学作用，即活化容易形成癌症的卵巢表面的分子通路，这样就可防止癌症的发生。

罗德瑞盖兹指出，活化卵巢表面的分子通路，可有效抑制在遗传上畸变的细胞，或有效地清除这种畸变细胞。否则，这些畸变细胞继续存在便可能形成卵巢癌。

但是，部分研究人员发现，如果女性携带有乳腺癌基因 BRCA-1 或 BRCA-2，则避孕药将失去其防癌作用。这方面的研究人员反对将避孕药作为 BRCA-1 或 BRCA-2 乳腺癌基因携带者的预防卵巢癌的化学药物。

因此，口服避孕药可以作为预防卵巢癌的一种手段，但如果作为主要预防手段使用，无疑是草率的。

4．平时勿忘多运动

据澳大利亚和中国科学家联合研究表明，经常在家中做家务，如打扫卫生、操作吸尘器等活动有助于预防卵巢癌。这项研究调查了 900 名女性，女性增加体育锻炼后发现，卵巢癌的发病率则大大降低。

科学家指出，肥胖女性卵巢癌的发病率增高，是由于中年以后的女性体力活动大为减少，脂肪堆积而导致肥胖造成的。因此任何年龄段的女性都应坚持进行体育锻炼，或每天做 3 ～ 4 小时的家务劳动，如收拾床铺可以活动臂部；扫地、拖地板可以活动双臂和腰部；擦桌椅或擦门窗可以活动手臂、胸部及腰部；刷牙、洗脸时踮起脚尖可以活动腹肌和足跟；晚上睡觉前，可在床上由家人协助做仰卧起坐活动等。当然，也可以做气功、太极拳、跳舞、打球、散步等运动。

5. 限制摄入过多脂肪

平时膳食中摄入过多饱和性脂肪（尤其是动物脂肪）的女性，患卵巢癌的危险性增高。联合国粮农组织的数据显示，1965 年前后中国成人每天摄入的脂肪为 20 克，90 年代已经增长到了每天 50 克，2002 年的统计数字为每天 82 克；而法国在 60 年代中期每天摄入脂肪量为 100 克，2002 年为每天 140 克。几十年过去了，法国人的脂肪摄入量增加不到 40%，而中国人却已经翻了 4 倍，所以，中国女性卵巢癌发病率增加，而又呈年轻化趋势，可能与摄取脂肪过多有一定关系。减少脂肪的摄入，也能降低心血管疾病的发病率，并减少结肠癌的发生。

6. 慎用激素治不孕

有调查发现，长期应用生育乐可使不受孕患者一种叫做低恶性潜能（LMP）肿瘤的危险性增加。12 岁以前没来月经者、52 岁以后才绝经者或从未生育过（或 30 岁以后才生头胎者），患卵巢癌的危险性增高。月经的次数越多，患卵巢癌的危险性也越高，而喂奶会减少卵巢癌及乳腺癌的危险性，因为哺乳期间通常会停经，所以提倡母乳喂养，利儿利己。世界卫生组织提倡母乳喂到宝宝 2 周年。更会减少卵巢癌及乳腺癌的危险性。

（六）卵巢癌的治疗

1. 卵巢癌手术治疗简介

卵巢癌的治疗原则是以手术治疗为主，辅以化疗、放疗的三结合疗法，可提高生存率。

（1）手术治疗的意义：①可以明确临床诊断及临床分期，因为卵巢癌极易与腹腔内其他肿块相混淆，可通过腹腔镜、剖腹探查，以掌握病变部位、性质、附近器官及淋巴结有无转移，从而达到确诊和正确分期。②可以确定卵巢癌的组织学类型及细胞分级，从而有助于正确选择治疗方案。③对于早期卵巢癌者可行根治性手术切除，以防止复发。④对于晚期卵巢癌患者可尽量切除肿瘤，以便为手术后选择其他治疗创造条件。

（2）手术治疗范围：首次手术的范围取决于患者的病期、全身体质及年龄。①根治性手术适用于早期卵巢癌患者。手术范围包括全子宫、双侧输卵管、卵巢及大网膜全部切除。②肿瘤细胞减灭术适用于晚期卵巢癌患者。手术范围应尽最大努力切除原发肿瘤及一切转移癌灶，包括腹膜后淋巴结、大网膜、转移肠段和腹膜的切除。使残留病灶小于2厘米，最大限度使残留的癌细胞减少至最低数量，以提高手术后化疗和放疗的效果，提高患者的长期生存率和改善患者的生存质量。③保守性手术适用于有迫切生育要求的年轻女性。可考虑仅做患侧输卵管卵巢切除术的条件包括为一侧卵巢癌，包膜完整，无粘连者；腹腔冲洗液未找到癌细胞者；病理类型为低度恶性细胞型者；对侧卵巢或组织检查阴性者；术后能密切随诊者。④预防性手术是为了早期发现卵巢癌症，应做到所有卵巢实性肿块，或大于6厘米的囊肿，必须立即进行切除；月经初潮前和绝经后的女性，有卵巢囊性肿物，应考虑为肿瘤。生育年龄女性有小的附件囊性肿块，观察2个月未见缩小者，应考虑为肿瘤，观察期间增大者随时手术；盆腔炎症性肿块，尤其怀疑盆腔结核或子宫内膜异位性肿块经治疗无效，不能排除肿瘤时手术探查；绝经后发现子宫内膜腺瘤样增生或内膜腺癌，应注意卵巢有无肿物，并及时进行手术治疗；年龄在45岁以上时，因子宫病变需做子宫切除者，应同时切除双侧附件。

2. 卵巢癌的放射治疗

放射治疗适用于罹患卵巢无性细胞瘤和颗粒性细胞瘤患者。儿童及 20 岁以下的女性，约有 60% 为无性细胞瘤。

（1）放射治疗的临床意义：①可作为术后辅助治疗，可提高生存率，降低复发率。②可作为化疗难治性卵巢癌的辅助治疗。③可作为化疗后残留肿瘤的挽救治疗。④可作为孤立性转移癌灶的姑息治疗。⑤卵巢癌固定盆壁者，针对肿瘤照射，可使肿瘤缩小，有利于再次手术切除。

（2）卵巢癌的放射治疗方法：①体外照射分为全腹部照射、盆腔照射和腹部盆腔照射。全腹照射，一般肿瘤剂量为 22～30Gy，共 6～8 周，用于治疗无肝肾表面种植及远处转移者。盆腔照射，多应用于卵巢癌残留癌灶小于 2 厘米者。腹部加盆腔照射，适用于无临床可观察的腹水者。②体内照射是指应用放射性核素行腹腔内灌注，用于消除腹水或治疗表浅腹膜转移者。常用的同位素有 ^{32}P（磷酸铬）和 ^{198}Au（金-198）。^{32}P 半衰期为 14.3 天，最大的穿透力为 4～5 毫米，^{198}Au 半衰期为 2.7 天，最大的穿透力为 2～4 毫米。因此，只能用于细小散在的病灶，对腹膜表面种植的瘤组织的消退极为有效。但由于手术后腹腔组织粘连而致放射性同位素剂量分布不均，极易导致严重的肠粘连和肠梗阻，现已被腹腔内化疗药物所取代。③体内照射的适应证，包括卵巢癌症早期，术中出现癌灶破裂、癌细胞侵犯包膜或与邻近组织发生粘连者；出现腹水或腹腔冲洗液中查到癌细胞者；腹腔内有粟粒状癌种植灶者；术后腹腔残留癌灶直径小于 5 毫米者。

3. 早期卵巢上皮癌化疗

卵巢上皮癌属于化学药物治疗敏感的癌症，早期卵巢上皮癌包括 I 期和 II 期，约占总卵巢癌的 69%，由于属早期，且癌细胞分化好，恶性程度低，术后不进行任何辅助治疗，5 年生存率可达 90% 以上。但经临床观察，发现血清 CA125，含量开始上升者应给予化疗。

（1）单药顺铂治疗：顺铂（DDP），剂量为 50 ~ 100 毫克 / 米 ^{2}，溶于 0.9% 氧化钠注射液 200 毫升中，静脉滴注，第 1 天。每 3 周重复 1 次。用药期间患者应大量饮水或静脉滴注 5% 葡萄糖液 1000 ~ 2000 毫升，以强化利尿，减少药物的毒副作用。

（2）单药卡铂治疗：卡铂（CBP），剂量为 300 ~ 400 毫克 / 米 ^{2}，溶于 5% 葡萄糖液 500 毫升内，静脉滴注，每 4 周重复 1 次。

（3）腹腔化疗：腹腔化疗仅适用于术后腹腔有小的残留肿瘤（≤ 2 厘米）的患者，常用药物有两种，可任选一种。顺铂，100 毫克 / 次，溶于 0.9% 氧化钠注射液 2000 ~ 3000 毫升内，腹腔内注射，每 2 ~ 3 周重复 1 次。用药期间患者应大量饮水或静脉输液，并应用止吐药物。卡铂，400 ~ 600 毫克 / 次，溶于 5% 葡萄糖液 2000 毫升，腹腔注射，每 3 周重复 1 次。

（4）铂类药物联合化疗方案

① PC 方案：应用顺铂（DDP）和环磷酰胺（CTX）。DDP 剂量为 70 ~ 75 毫克 / 米 ^{2}，用 0.9% 氯化钠注射液 200 毫升内，静脉滴注，第 1 天。用药期间，患者应大量饮水或静脉滴注 5% ~ 10% 葡萄糖液 1000 ~ 2000 毫升，以强化利尿，减轻药物毒副作用。CTX 剂量为 750 毫克 / 米 ^{2}，用 0.9% 氯化钠注射液 10 ~ 20 毫升稀释，静脉注射，第 1 天。每 3 ~ 4 周重复 1 次。

② CBP/CTX 方案：应用 CBP 与 CTX。卡铂（CBP）剂量为 250 ~ 350 毫克 / 米 ^{2}（或 AUC=5 ~ 7）*，溶于 5% 葡萄糖液 500 毫升，静脉滴注，第 1 天。环磷酰胺（CTX）剂量为 600 毫克 / 米 ^{2}，用 0.9% 氯化钠注射液 10 ~ 20 毫升稀释后，静脉注射，第 1 天。每

注：AUC=5 ~ 7：即血清药物浓度降低与时间的关系的曲线下的面积（AUC），卡铂的剂量根据设定的 AUC 值和肾功能计算，即从血清肌酐清除率计算肾小球的滤过率（GFR）。

4 周重复 1 次。

③PAC 或 CAP 方案：应用 DDP、阿霉素（ADM）及 CTX。顺铂剂量为 50 毫克 / 米 ^{2}，溶于 0.9% 氯化钠注射液 200 毫升，静脉滴注，第 1 天。用药期间，患者应大量饮水或静脉输注 5% ～ 10% 葡萄糖液 1000 ～ 2000 毫升，以强化利尿，减少药物的毒副作用。阿霉素剂量为 30 ～ 40 毫克 / 米 ^{2}，用 0.9% 氯化钠注射液 250 毫升溶解后，静脉滴注，第 1 天。环磷酰胺剂量为 500 毫克 / 米，用 0.9% 氯化钠注射液 10 ～ 20 毫升稀释，静脉注射，第 1 天。每 3 ～ 4 周重复 1 次。

（5）腹腔化疗与静脉联合化疗：适用于手术后腹腔内有小的残留肿瘤（＜ 2 厘米的肿瘤）的患者，应用顺铂与环磷酰胺。顺铂剂量为 100 毫克 / 米 ^{2}，用 0.9% 氯化钠注射液 2000 ～ 3000 毫升稀释后，腹腔注射，第 1 天。用药期间，患者应饮水 1000 ～ 2000 毫升，或静脉滴注 5% ～ 10% 葡萄糖液 1000 ～ 2000 毫升，以强化利尿，降低其毒副作用。环磷酰胺剂量为 750 毫克 / 米 ^{2}，用 0.9% 氯化钠注射液 10 ～ 20 毫升稀释，静脉注射，第 1 天。每 3 ～ 4 周重复 1 次。

通常 Calvert 公式（卡铂剂量－ AUC×GFR+25）。卡铂化疗时多采用（AUC=6 ～ 7 相当于卡铂剂量 350 毫克 / 米 ^{2}）。

4. 晚期卵巢癌化疗

（1）晚期卵巢癌化疗临床意义：①应用于术后化疗，可以提高生存率，降低复发率。②晚期卵巢癌切除困难或已有远处转移者，或年老体弱或伴有心肺、肝肾疾病不宜手术者，可以改善症状，提高生活质量。③术前进行 1 ～ 3 个疗程的化疗，可改善患者状态，以提高患者手术切除率。

（2）铂类联合化疗：常用的化疗药物方案有顺铂（DDP）与环磷酰胺（CTX）组成的 PC 方案；由顺铂（DDP）、阿霉素（ADM）

及环磷酰胺（CTX）组成的 PAC 或 CAP 方案。顺铂联合化疗方案同早期卵巢上皮癌的顺铂联合化疗方案。

（3）紫杉醇联合化疗

①TP 方案：紫杉醇（TAX），剂量为 135 毫克 / 米^2，溶于 5% 葡萄糖液 500 毫升中，静脉滴注 3 小时，第 1 天，或 TAX 剂量增至 175 毫克 / 米^2。顺铂（DDP）剂量为 70～75 毫克 / 米^2，溶于 0.9% 氯化钠注射液 1 000 毫升内，静脉滴注，第 2 天，或 DDP 分 2 次剂量，第 2 天和第 3 天，静脉滴注。治疗期间，患者应大量饮水或静脉滴注 5%～10% 葡萄糖液 1000～2000 毫升，以强化利尿，减少毒副作用。每 4 周重复 1 次。

②TAX/CBP 方案：紫杉醇，剂量为 175 毫克 / 米^2，溶于 5% 葡萄糖液 500 毫升内，静脉滴注 3 小时，第 1 天。卡铂，剂量为 250～350 毫克 / 米^2（AUC=4～6），溶于 5% 葡萄糖液 500 毫升中，静脉滴注，第 2 天。每 4 周重复 1 次。

③TAX/DDP 方案：紫杉醇，剂量为 60～80 毫克 / 米^2，溶于 0.9% 氯化钠注射液或 5% 葡萄糖液 250～500 毫升中，静脉滴注 1～2 小时，第 1、8、15 天。顺铂，剂量为 70 毫克 / 米^2，溶于 0.9% 氯化钠注射液 1000 毫升中，静脉注射，第 2 天；或用卡铂（CBP）代替顺铂（DDP），CBP 剂量为 300～350 毫克 / 米^2（AUC=4～6），溶于 5% 葡萄糖液 500 毫升中，静脉滴注 2 小时，第 2 天。每 4 周重复 1 次。治疗期间，患者应大量饮水或静脉滴注 5%～10% 葡萄糖液 1000～2000 毫升，以强化利尿，减少药物的毒副作用。

5．复发性卵巢上皮癌化疗

大多数晚期（Ⅲ～Ⅳ期）卵巢上皮癌治疗后均会出现复发。初次手术（肿瘤细胞减灭术）后的化学药物治疗成为一线治疗，但一线治疗之后大部分患者可能会出现复发，对复发的卵巢癌进行治疗称为二线化疗也称作"挽救治疗"。用顺铂联合化疗时肿瘤有进展或化疗结束后 6 个月内肿瘤复发时，称为对顺铂耐药，也称难治性卵巢癌。在顺铂联合化疗结束 6 个月之后肿瘤复发时，称为顺铂敏感。

研究证明，血清 CA125 升高可准确地预测卵巢癌复发。CA125 开始出现上升时，仅有小肿瘤病灶，此时肿瘤体积小，是治疗时机。

在顺铂敏感复发卵巢癌二线化疗方案中，已有的多种单药和联合化疗都有一定疗效，但对相关单药和联合化疗的疗效比较中，两组的总生存期、有效率、无肿瘤进展间隔均无统计学意义。就 CAP 与 CBP 方案相比来说，两组中位生存期相同，表明顺铂敏感复发性卵巢癌联合化疗比单药治疗未见明显好处。

（1）顺铂敏感复发卵巢癌的化疗：部分学者认为，卡铂（CBP）有以下特点，可作为顺铂敏感复发卵巢癌的首选方案。① CBP 毒性低，用药途径方便，30 分钟静脉滴注，每 3～4 周重复 1 次，可提高患者生存质量。②至今已证明铂类药物是目前治疗卵巢癌最有效的药物。二线化疗单药有效率为 15%～80%，与顺铂相比，卡铂的毒副作用少而轻。③至今尚未证明在顺铂敏感复发的卵巢癌化疗中有优于 CBP 的单药或联合化疗。

有资料表明：二线化疗中单药有效率为 20%～41%，中位无进展间隔为 5.4～9.6 个月，而联合化疗有效率为 57%～90%，中位无进展间隔为 9～18 个月。可以看出，联合化疗较单药治疗可能有较高的有效率，延长无进展生存期。

（2）顺铂耐药复发卵巢癌的化疗：实践证明，顺铂耐药患者再选择一线化疗中任何一种或几种药物作为挽救治疗都是无效的。应该选择从未用过，特别是作用机制不同的单药或联合化疗作为挽救治疗。有资料表明，对顺铂耐药的患者，选择长春瑞滨和多西紫杉醇联合有效率为 24%～63%。无进展生存期有 6～12 个月。

（3）复发性卵巢癌的化疗方案

①单药卡铂（CBP）：剂量为 350～450 毫克／米^2，溶于 5% 葡萄 500 毫升中，静脉 30 分钟滴注。每 3～4 周重复 1 次。

②奥沙利铂（乐沙定）加紫杉醇联合化疗：紫杉醇剂量为 175 毫克／米^2，静脉滴注 3 小时，继之以奥沙利铂剂量为 130 毫克／米^2，静脉滴注 2 小时。每 21 天重复 1 次，共 6 周期（有效者最多为 9 周期）。

（4）卵巢癌的巩固治疗：有资料表明，共有 21 例卵巢癌患者接受每周 1 次紫杉醇巩固治疗，80 毫克／米^2。21 例患者中，Ⅰ期 1 例，Ⅱ期 3 例，Ⅲ期 15 例，Ⅳ期 2 例。其中 17 例为上皮性卵巢癌，4 例为原发性腹膜癌。巩固治疗的定义为，对一线治疗完全缓解的患者进行巩固治疗。观察的指标是药物毒副作用及疾病状态。结果显示至最后随访止，15 例患者生存，其中 10 例（48%）患者为无病生存，5 例（24%）患者复发。

中位随访时间为 126 周（95～217 周），21 例患者共治疗 220 周。（每例患者中位治疗时间为 12 周），仅 2 例治疗延迟，1 例因不明原因发热，1 例因心包炎住院治疗。1 例患者在进行第 4 周治疗时出现过敏反应而终止治疗，1 例出现进行性加重的神经损害，但并未停止以后的治疗。21 例患者无 3 度和 4 度血液学毒副作用。

本研究提示，紫杉醇每周治疗方案耐受性好，初步结果显示，复发率低。但尚不能获得患者无病生存率及总生存率的结论。

六、乳腺癌

（一）乳腺癌的病因病机

1. 乳腺癌的发病模式

乳腺癌是女性最常见的癌症之一，全世界每年约有 120 万女性患乳腺癌，有 50 万人死于乳腺癌。

根据美国防癌协会资料指出，居住在美国的女性，每 9 人中便有 1 人罹患乳腺癌。住在西半球，气候冷、生活水平高的美国白人比美国黑人、东方人及犹太女性更容易患乳腺癌。

在美国，每年约有 18 万女性被诊断出罹患乳腺癌，约有 4.4 万女性死于乳腺癌。

在西欧、北美等发达国家，乳腺癌发病率占女性癌症首位。我国虽属乳腺癌的低发区，但近年来的发病率增长趋势明显，目前国内约有 47 万患者，在一些城市已成为女性癌症发病的首位，20 年后，乳腺癌将是我国发病率最高的癌症。

绝经后老年女性乳腺癌发病率减低，病程发展缓慢，恶性程度也稍低，预后相对较好。男性乳腺癌发病率约占全部乳腺癌的 1%～2%，男性乳腺癌的恶性程度一般较女性高，死亡率也高。

从乳腺癌低发病率国家移民到高发病率国家人群的第二三代，乳腺癌的发病率已接近移民国的发病率，尽管其增长速度可能有差异。根据大量病例统计，乳腺癌根治切除术后腋淋巴结阴性的患者 10 年无瘤生存率在 70%～80%，而腋淋巴结阳性者 10 年无瘤生存率则在 30% 以下。

2．乳腺癌的发病机制

　　流行病学研究，已经发现诱发乳腺癌的多种危险因素，但乳腺癌的启动及转化因素尚不清楚。多种动物实验表明，有很多化学物质可诱发多种动物发生乳腺癌，但尚未明确对人的致癌作用。

　　已有证据表明，主动吸烟和被动吸烟都是诱发乳腺癌的重要危险因素。因为许多致癌物质都是亲脂肪性物质，因此，可以滞留于乳腺的脂肪组织中。给哺乳期大鼠杂环胺后，乳房组织中杂环胺的含量明显增高，并排到乳汁中。从乳腺癌患者和对照者的乳腺组织中都发现了有芳香胺-DNA 加合物（吸烟有关的代谢物与 DNA 的结合），而在乳腺癌患者的乳腺组织中该加合物明显高于对照者。由此可以证明，致癌物已经进入乳腺组织内。

　　到目前为止，最明确的乳腺癌高危因素是与激素及与生育相关的因素，但激素影响乳腺癌变的方式还不清楚。可能是激素的刺激引起细胞有丝分裂而对乳腺癌起到促进作用。越来越清楚许多癌基因和抑癌基因与乳腺癌的发生过程有关，其中有 20%～60% 的乳腺肿瘤细胞发生 P53 基因突变，从而影响细胞基因型的稳定性，促进 erbB2 癌基因扩增。该癌基因是一种生长因子受体，并与癌症预后不良有关。在乳腺肿瘤细胞中也经常有 Hras 和 myc 基因突变。另外，乳腺癌有很强的家族聚集性，确定有遗传性的乳腺癌基因，如 BRCA-1 和 BRCA-2 以及毛细胞血管扩张失调基因（ATM），有助于阐明与特殊遗传性突变有关及不相关的其他因素。

3．乳腺癌的地区年龄性别分布特点

　　乳腺癌是女性中最常见的癌症，位居女性癌症死亡原因的第一位。

　　（1）地区分布：在全世界，特别是发达国家乳腺癌的发病率和死亡率仍在增长。美国、加拿大、大洋洲国家、阿根廷、乌拉圭及部分北欧和西欧国家的发病率超过 56.9/10 万，是世界上发病率最高的地区。而亚洲、非洲国家明显低发。南美较低,澳大利亚、亚洲、非洲最低。我国是乳腺癌的低发地区，但是，近几年来其发病率逐年上升。世界各国女性乳腺癌死亡率以荷兰最高，为 26/10 万。美国、丹麦、瑞典、苏格兰、加拿大、美国等仅次于荷兰。在亚洲，工业发达国家中乳腺癌死亡率以日本为较低，为 4/10 万以下，说明乳腺癌的发病率和工业发达似乎无关。许多国家在美国的移民，乳腺癌发病率均高于其原所在国家的发病率，而接近于美国的发病率，说明地理环境对乳腺癌的发生和流行的影响大于遗传因素。这是因移民到美国后，改变了原来国家的生活方式、生活习惯，逐渐适应了美国的生活方式和习惯。

（2）乳腺癌发病率在城市和农村的分布：欧洲的挪威、波兰及匈牙利三个国家城市和农村的乳腺癌发病率分别为 1.25:1、1.22:1 及 1.48:1。结果显示城市乳腺癌高于农村。我国调查资料显示：以湖北省 1971 ～ 1973 年统计为例，乳腺癌农村地区平均死亡率为 1.50，城市地区为 1.82；而上海市为 4.1，江苏南通地区为 2.5，显示我国乳腺癌发病率和死亡率城市高于农村。

（3）乳腺癌的发病年龄分布：西方国家女性乳腺癌发病率随年龄的增长而增高，甚至到 80 ～ 90 岁时也如此。但在亚洲、非洲及拉丁美洲发病率均较低，而且发病率随年龄而增长只到 45 岁为止。以后是平稳状态或下降。我国女性乳腺癌发病年龄在 46 ～ 50 岁呈高峰年龄，70 岁以后发病率逐渐下降。

（4）乳腺癌的发病性别：乳腺癌患者绝大多数为女性，但男性也可患乳腺癌，世界上男女比例约为 1:100，所以乳腺癌一般指的都是女性乳腺癌。

4. 乳腺癌的病理类型及预后

（1）非浸润癌（又称原位癌）

① 小叶原位癌。癌细胞未突破末梢乳管或腺泡基底膜。约占乳腺癌的 1.5%，发展较慢，预后良好。

② 导管内癌。 癌细胞未突破基底膜，肿瘤在导管内，彻底切除后，预后良好。

（2）早期浸润癌：早期浸润性癌，仍属早期，预后较好。

① 早期浸润性导管癌。癌细胞突破基底膜，开始向间质浸润。

② 早期浸润性小叶癌。癌细胞突破末梢乳管或腺泡基底膜，开始向间质浸润，但未超过小叶范围。

（3）浸润性癌

① 浸润性特殊癌。包括乳头状癌，伴大量淋巴细胞浸润的髓样癌，小管癌，腺样囊性癌，黏液腺癌，鳞状细胞癌，乳头湿疹样乳腺癌等。此型一般分化高而预后尚好。

② 浸润性非特殊癌。包括浸润性小叶癌，浸润性导管癌，硬癌，髓样癌（无大量淋巴细胞浸润者），单纯癌，腺癌等。此型占乳腺癌的 70% ～ 80%，而其中硬癌最多见，约占乳腺癌总数的 60%，此型分化低，预后差。

5．乳腺癌的转移特点

乳腺癌绝大多数起源于乳腺导管上皮，其癌细胞转移途径有以下三种。

（1）直接浸润：癌细胞由导管向间质直接浸润扩散，侵犯到乳腺悬韧带，皮肤局部形成癌结节，呈橘皮样改变；也可侵犯肋间肌、肋骨、胸膜、胸肌等周围组织。

（2）淋巴转移：主要有两条转移途径。

① 癌细胞经胸大肌外侧缘淋巴管侵入同侧腋下淋巴结；进一步转移可侵入同侧锁骨下淋巴结和锁骨上淋巴结；如果侵犯到锁骨上淋巴结，可经胸导管（左）或右淋巴导管侵入静脉血流向远处转移。即癌细胞侵入胸骨旁淋巴结，继而达到锁骨上淋巴结，

尔后可通过同样途径侵入静脉血液，向远处转移，如颅骨、脊柱骨和骨盆等。

② 癌细胞向内侧侵入胸骨旁淋巴结，再侵入锁骨上淋巴结，以后又通过上述途径侵入静脉，向远处转移。

上述两个主要淋巴转移途径中，以第一个途径多见。第二个途径转移虽少见，但一旦出现转移，则预后较差。腋窝淋巴结转移率约为 60%。胸骨旁淋巴结转移率为 30% ～ 35%。腋窝淋巴结转移者，原发癌灶大多数（80%）位于乳头、乳晕区及乳房外侧部分。胸骨旁淋巴结转移者，原发癌灶大多数（70%）位于乳房内侧部分。

（3）血行转移：早期乳腺癌在临床上发现肿块之前已有血行转移。癌细胞可以经淋巴管侵入静脉，癌细胞也可直接侵入血液循环，出现远处转移。最常见的远处转移部位有：肺、骨、肝。骨骼依次为椎体、骨盆、股骨。

6. 癌细胞转移扩散的新发现

近几年，研究显示血管内皮生长因子 -C（VEGF-C）与趋化因子受体 -4（CXCR4）在多种癌症细胞的转移过程中发挥着重要作用。有报道，VEGF-C 与 CXCR4 在人乳腺癌不同类型组织的表达呈正相关，同时这两种因子在乳腺癌的表达情况与淋巴结转移呈正相关，即在人类乳腺癌组织中，VEGF-C 可能通过某种调节途径与 CXCR4 共同作用，形成信息通路，发生淋巴结转移。

研究者将人类乳腺癌细胞，植入白鼠身上。癌细胞在白鼠身上生长后，其中一些癌细胞便开始产生最终物质——VEGF-C，并刺激淋巴管的生长。12 周后，全部白鼠身上的癌症的内、外都出现淋巴管，并且互相连接。研究人员发现，白鼠的淋巴结和肺脏内大部分癌细胞都含有 VEGF-C。

结果证明，肿瘤内淋巴管越多，癌细胞扩散到淋巴结和肺部的范围就越大。研究者相信，淋巴管和癌细胞之间的关系，将有助于医生预测癌症的转移扩散方式，以便有针对性地进行治疗。

将来有可能发现阻止 VEGF-C 的活动方式，以阻止肿瘤内淋巴管的生成，或减慢其生成，以减少或防止转移和扩散。

（二）乳腺癌高危人群

乳腺癌的病因尚不十分清楚，但可以确定的是：依个人的特质、遗传、生活方式、生活习惯的不同，使一些女性有较高的机会罹患乳腺癌。乳腺癌的高危人群包括以下女性：

（1）年纪大的女性，尤其更年期前后的女性。

（2）有乳腺癌家族史的女性（如母亲、姊妹、外祖母、姨妈中有患乳腺癌者）。

（3）40 岁以上从未生育或哺乳的女性。

（4）月经初潮年龄在 12 岁以前的女性。

（5）绝经过晚（55 岁以后才绝经者）的女性。

（6）未曾生育或 35 岁以后才生第一胎的高龄女性，大于 34 岁的初产妇更年期易患乳腺癌。

（7）身体高大而又肥胖的女性。

（8）经常摄取高脂肪饮食的女性，尤其是摄取高动物性脂肪或饮食太过于精细的女性。

（9）经常做夜班工作的女性和缺乏维生素 D 的女性。

（10）自青春期起穿紧身衣服和戴乳罩的女性。

（11）长期饮酒的女性。

（12）长期主动吸烟和 / 或长期吸二手烟的女性。

（13）乳房及骨盆腔有过手术的女性，或有慢性乳房疾病及子宫内膜腺癌女性。

（14）过度暴露于放射线下和致癌原的环境下的女性，如接触过被有机氯农药污染的食物。

（15）有长期慢性心理不健康的女性。

（16）更年期长期服用雌激素的女性和 35 岁以前服用避孕药的女性。

（17）长期缺乏锻炼的女性。

（三）乳腺癌高危因素

1. 影响月经初潮年龄提前的因素

在一定的遗传性潜在作用的范围内，儿童的营养因素可以部分地决定儿童期的生长发育水平。

月经初潮年龄，1982 年美国女孩子在 12～13 岁，1987 年中国农村女孩为 17～18 岁。全世界比较多的月经初潮年龄为 11～12 岁。全世界月经初潮年龄在过去的 200 年中逐渐提前。儿童的快速生长使其较早进入青春期，而提前进入青春期已成为乳腺癌的危险因素之一。

当然，身高和月经初潮年龄部分地取决于遗传因素。影响月经初潮年龄提前的因素如下：

（1）月经初潮年龄早与多食肉类有关。

（2）月经初潮年龄早与摄入能量高有关。

（3）月经初潮年龄早与摄入高蛋白或低纤维膳食有极为密切的关系。

（4）月经初潮年龄早与女孩身高有关。

（5）月经初潮年龄早与女孩体重有关。

（6）月经初潮年龄早与女孩体脂含量有关。

（7）月经初潮年龄早与女孩缺乏体力活动有关。

总能量或脂肪摄入多可增加体脂，因此，影响月经初潮年龄。大量资料表明，月经初潮年龄越早，患乳腺癌的危险性也越高，月经初潮早主要是 50 岁以前患乳腺癌的危险因素，但大多数研究显示也可是任何年龄患乳腺癌的危险因素。

德国的一项研究报道，167 名 8 ~ 12 岁的月经初潮前女孩经常参加体力活动，随访 2 年，结果表明，月经初潮年龄较晚。

动物实验结果表明，限制能量和生长发育速度，可降低人类患乳腺癌的危险性。在许多不同的动物模型中减少脂肪摄入都能一致和显著地降低乳腺肿瘤的发生。

限制能量摄入能降低乳腺癌的发病机制，可能不仅仅是推迟了月经的初潮，还使许多种肿瘤的发病率都有所降低。

科学家的结论是，快速生长导致月经初潮年龄提前本身就是导致乳腺癌的一种肯定的危险因素。

另外，身材高大也是增加乳腺癌危险性的因素之一。在这个基础上，快速生长更会增加患乳腺癌的危险性。

2. 体质指数高者易患乳腺癌

Quetelet 指数，即体质（重）指数（body mass index，缩写为 BMI），其计算公式如下：

$$BMI= 体重（千克）\div 身高（米^2）$$

正常女性 BMI 不超过 24；正常男性 BMI 不超过 25。

体重指数（BMI）24 ~ 29.9 为轻度肥胖；30 ~ 40 为中度肥胖；大于 40 为重度肥胖。西方国家以男性 BMI 大于 27，女性 BMI 大于 25 为肥胖。

BMI 与乳腺癌的危险性有以下关系：

（1）绝经后的女性 BMI 与乳腺癌的危险性无显著关系。

（2）绝经前的女性 BMI 与乳腺癌的危险性有显著关系。

（3）18 岁的女性 BMI 增高，则绝经前及绝经后患乳腺癌的危险性降低；18 岁以上的女性 BMI 增加，则绝经前患乳腺癌的危险性降低，但绝经后患乳腺癌的危险性增高，特别是未曾用过雌激素治疗者。

（4）18 岁的女性 BMI 增高者，对绝经后乳腺癌有保护作用。

（5）18 岁以上的女性 BMI 增高或体重增加可增加绝经后患乳腺癌的危险性。

（6）有乳腺癌家族史的女性中，中心型肥胖（腰围与臀围之比大于 0.85 者）患乳腺癌的危险性增高。

（7）对大多数女性，BMI 增高或体重相对增加者，都会增加绝经后患乳腺癌的危险性。

有资料表明，女性一生中 BMI 和绝经状态对乳腺癌有交相影响，相互作用的关系。

绝经后 BMI 增高的女性，可将身体内脂肪组织中的雄激素转化为内源性雌激素，因此，BMI 增高的女性易患乳腺癌。

3．成年后体重增加的女性易患乳腺癌

（1）对大多数女性而言，体重增加可增高绝经后患乳腺癌的危险性。

（2）在 18 ～ 50 岁之间的女性体重增加，则患乳腺癌的危险性也随之增高。

（3）也有资料表明，18 岁以后体重增加的女性，可降低绝经前患乳腺癌的危险性，但却使绝经后患乳腺癌的危险性增大，特别是从未接受过雌激素治疗者。

（4）凡成年后体重增加 25 千克或以上的女性要比体重增加 2 千克或 2 千克以下者，罹患乳腺癌的危险性明显增高。

（5）18 岁以前体重较轻而成年后肥胖的女性，患乳腺癌的危险性增高 80%。

（6）25 岁时体重低于中位数（若干个变数值由小至大按顺序排列取其中位的变数值）而中年后体重增加较多的女性，患乳腺癌的危险性增高。

（7）对大多数女性而言，体重降低者，其患乳腺癌的危险性

也随之降低。

（8）年长的女性，如果身体明显肥胖，患乳腺癌的危险性要比其他女性高 26%。

（9）绝经后的女性，身体肥胖却似乎有助于减小患乳腺癌的危险性。

中国女性乳腺癌患者每年以 0.7%～1.8% 速度递增，而肥胖是导致乳腺癌发病率上升的重要原因之一。随着中国人民生活水平的提高，肥胖者日益增多，成了中国女性乳腺癌发病率上升的重要原因之一。

4．长期高脂肪膳食易患乳腺癌

根据 1989 年美国国家科学院报告，有充分证据表明，膳食中脂肪摄取量与乳腺癌有关。高脂肪与患乳腺癌的危险性有以下关系：

（1）大多数研究结果表明，摄入高脂肪膳食可轻度至中度地增加患乳腺癌的危险性。

（2）儿童期和（或）青春期，摄入高脂肪膳食，可促进身体快速生长和月经初潮年龄提前，这两个因素都是造成晚年患乳腺癌的危险因素。

（3）每天增加 100 克脂肪的摄入量，其患乳腺癌的危险性则会显著增高，而且这种关联性在绝经后比绝经前更明显。

（4）将脂肪摄入量降至总热能的 20%～30% 时，绝经后和绝经前患乳腺癌的发病率将分别降低 24% 和 16%。

（5）动物实验表明，增加饱和脂肪，如猪油、牛油，可促进乳腺肿瘤形成。

（6）多不饱和脂肪（如玉米油、葵花子油）比饱和脂肪（猪油、牛油等）有较强的促进肿瘤生长的作用。单不饱和脂肪，如橄榄油与乳腺癌不相关，橄榄油所含抗氧化剂（如维生素 E）是一种保护剂。

（7）含鱼油高的膳食，不增加乳腺癌的危险性。

（8）高脂肪膳食不作用于乳腺癌的起始阶段，而作用于促癌阶段。

应当指出，脂肪对未来罹患乳腺癌有促进作用，摄取高脂肪膳食后，可导致女性体重增加或肥胖，肥胖者又是绝经期乳腺癌的危险因素；儿童、青少年时期摄取高脂肪膳食后，可加速其生长发育，儿童生长发育过快促进月经初潮年龄提前，是老年患乳腺癌的危险因素。以上因素都间接地增加了患乳腺癌的危险性。膳食脂肪可能通过对激素代谢的影响而对乳腺癌的发生起决定性的作用。

一般认为，内源性雌激素水平与乳腺癌的发生有关。而膳食脂肪在生命早期的作用非常重要。

5．乳腺癌基因携带者易患乳腺癌

乳腺癌不仅有家族聚集现象，还有遗传性。人类的遗传性是来自父母，但环境影响更大，环境因素对乳腺癌的形成，大于遗传因素，因此，绝大部分人不会因遗传而注定要患乳腺癌。

瑞典、丹麦和芬兰的科学家研究了 9512 对双胞胎后发现，因遗传因素而患乳腺癌者只占 27%。

环境因素在许多种癌症的病因中可占 80%。一个人的经历，诸如吸烟、酗酒、高脂肪、环境污染及卫生条件恶劣等因素，可以起到决定性的作用。

现已发现，P53、BRCA-1、BRCA-2、PTEN、ATM 等 5 个基因与乳腺癌有关。环境因素可促进致癌基因和（或）抑癌基因产生突变。带有乳腺癌基因者，为什么会有罹患乳腺癌的可能性，关键在于 P53、PTEN 两个基因。

科学家已发现，5% 的乳腺癌患者带有 BRCA-1 基因，而带有 BRCA-1 基因的女性，患乳腺癌的概率是一般人群的 25 倍。

一般女性 50 岁以后罹患乳腺癌的概率为 2%，而带有 BRCA-1 基因者，50 岁以后罹患乳腺癌的概率则为 50%。

有学者发现一乳腺癌家族，3 名堂姊妹同时都带有 BRCA-1 基因，相继发生乳腺癌。曾有人尝试进行"预防性切除乳房"治疗，使乳腺癌家族成员在发病前先将乳房切除，从而降低乳腺癌的发病。

不过，乳腺的分布并非仅仅局限于乳房上，有的人在腋下，甚至在腹部都有乳腺的分布。所以即使切除乳房，也很难做到 100% 确保不再患乳腺癌。医学界对这种"预防性切除乳房"的措施仍未达成共识。

凡家中有乳腺癌患者，至少应每半年至一年定期接受 1 次乳房筛检，或接受抽血进行致癌基因 DNA 检查，以早期发现，早期治疗，提高治愈率。

6. 常穿紧身衣服易患乳腺癌

英国《星期日电视报》，曾报道一项科学研究，戴乳罩使女性乳房疼痛和囊肿形成的危险性增大，甚至会导致癌症。其中 40% 的女性乳房疼痛与戴乳罩有关。

英国女性乳腺癌的发病率与 30 年前相比增加了 30%。他们证实了美国科学家辛格的理论，即女性戴乳罩时间的长短与乳腺癌的发病率有明显的关系。

可是很多科学家以前否定了辛格的研究成果，因为他们没有考虑这样一个已知的事实，即乳腺癌与肥胖有关，而肥胖的女性最有可能长期戴乳罩。

科学家怀疑乳罩会压迫淋巴系统，而淋巴系统的功能是把身体中的有毒废物带走，淋巴系统受阻后会导致毒素在乳房组织中积累。

研究人员说，没有任何证据证明戴乳罩对健康有好处。戴乳罩不会防止乳房下垂。而乳房下垂是正常的衰老的表现。

最近又有新的发现，穿紧身衣服易致乳腺癌。美国科学家，经历了 3 年的时间，调研了 4000 名女性，得出的结论令人震惊，穿紧身衣服易发生乳腺癌。

调查结果显示：一天 24 小时都穿紧身衣服的女性，比不穿紧身衣服的女性罹患乳腺癌的概率高出 125 倍。这是因为穿的紧身衣服压迫乳房周围的淋巴管，而淋巴管的功能是将体内有毒的物质排出体外。

淋巴管一旦被压，就会失去排毒功能，使毒素滞留在体内，使好细胞变坏，坏细胞变癌，从而发生乳腺癌。

虽然，引起乳腺癌的病因很多，但穿紧身衣服是导致乳腺癌的一个重要原因。

应当指出，穿紧身衣服不仅压迫乳房周围的淋巴管，影响淋巴液回流，同时也压迫乳房周围的静脉系统，影响静脉回流和乳房组织的动脉血供应。而导致乳腺组织缺血缺氧，静脉内的代谢产物排出也受阻，滞留于乳房组织内。

同时，长期穿紧身衣服或戴乳罩，会限制乳房的活动、生长、发育，长达几十年的束缚和压迫，也是导致乳腺癌发生的危险因素。

所以，科学家建议，美观事小，健康事大，要解放乳房，还其自然，农村女性乳腺癌的发病率明显低于城市女性，可能农村女性的乳房不受紧身衣服的束缚，而社会地位较高的职业女性是乳腺癌的高危人群，原因之一是与长期束胸有一定的关系。

7. 女性饮酒易患乳腺癌

自 1982 年报道饮酒可增加患乳腺癌危险性以来，对这一假说进行了大量研究。这些研究显示：饮酒与乳腺癌呈正相关，并且危险性增加 1.5 ～ 2.0 倍，呈剂量－反应关系。即饮酒量越大，饮酒时间越长，患乳腺癌的危险性也越大。

人均饮酒量很高的西欧各国，饮酒与乳腺癌的关系最为显著，即每天饮酒 24 克，乳腺癌综合相对危险性也随之增高。美国和加拿大学者研究发现，饮酒可显著地增加患乳腺癌的危险性，且在统计学上有显著的剂量 - 反应关系。

同时还发现，饮酒量无论是高（75 克 / 日）还是中（15 克 / 日）和低（5 克 / 日）都能增加患乳腺癌的危险性。

以上各类研究都是在西方发达国家进行的，研究结果显示：大量饮酒可增加乳腺癌的危险性。这种相关性在西方许多国家研究中都较为一致，而且有剂量～反应关系，即与饮酒剂量相一致。

Longnecker 等和 Howe 报道每天饮酒 3 次以上的女性患乳腺癌的危险度增加 50% ～ 70%。另有报道每天饮酒 2 次者体内雌激素水平上升。

酒精对乳腺癌的发生机制尚不清楚，但酒精可以改变乳腺细胞膜的通透性，通过酒精诱导酶以增加肝脏中致癌物质的代谢，并抑制 DNA 的修复。另外，酒精可以改变体内激素的代谢，在绝经前后酒精可增加体内雌激素水平，而导致乳腺癌。动物实验证明，酒精有促进乳腺癌发生的作用。

"当今世界，酒文化早已跨越性别，有相当多的女性开始饮酒，使乳腺癌的发病率呈不断上升的趋势。有学者预言，未来 5 年内乳腺癌的发病率，可能超过子宫颈癌，成为女性癌症头号杀手，尤其发病年龄在 35 岁以下者，竟然占 10%。

科学家呼吁，每位女士都要有危机意识，切勿以为自己年轻、乳房很小、家族中没有人患乳腺癌，就有了乳腺癌的"豁免权"。

8．女性主动吸烟易患乳腺癌

近来发现，女性主动吸烟，也会引发乳腺癌，而且也与每日吸烟量及开始吸烟的年龄、吸烟年限及所吸香烟中焦油含量有密切关系。

因为香烟中的化学成分对人体健康的伤害，不仅仅局限于几个部位，还会伤害全身各组织和器官等多个部位。

香烟里含有许多有害物质，其中尼古丁、焦油（以苯并芘为代表的多环芳烃）及一氧化碳等是主要的毒物，对身体各个部位均能造成严重的伤害。

香烟中含有4000多种化学物质，其中有40多种是致癌物质，可引发各部位和组织、器官的癌症。

这些有害的化学物质能干扰女性内分泌功能，对乳房产生有害效应。由于乳房部位血管收缩，血液供应不足，会降低乳房的抗病能力和抗癌能力。加之在其他多种致乳腺癌危险因素作用下，更易引发乳腺癌。

9. 女性被动吸烟更易患乳腺癌

吸烟不但害己，而且还会危害周围的人群。

研究发现，父亲、母亲及丈夫的二手烟是女性罹患癌症的刽子手。长期生活在二手烟环境中的女性比其他女性罹患乳腺癌的危险性高出67倍。当有人吸烟时，将有2/3的烟雾喷出，弥散于空气中导致空气污染。在室内吸烟，又不开窗，空气污浊更为严重，周围的人吸入这种烟雾，等于间接地吸了烟，这种被迫式地吸入"二手烟"，危害人体健康更为严重。在美国，二手烟每年使5.3万人致死。

世界卫生组织的统计，于2000年，全球有4000万人是死于吸烟，单单一个美国，便有40万人之多，相当于第二次世界大战的死亡数字。香烟消耗量最大的中国内地，平均每天有2000人死于吸烟。

有资料表明，有相当数量的乳腺癌患者，从不吸烟，也不饮酒，却从小就暴露在父亲（和母亲）的烟雾中，长大后又暴露在丈夫的烟雾中，长达30～40年中长年累月被迫吸二手烟后，对健康的危害并不亚于直接吸烟者。早有研究指出，不吸烟者非自主性吸入环境中的烟雾可引起多种癌症。

氧是细胞代谢所必需的，而无论直接主动吸烟抑或间接被动吸烟，都会造成机体缺氧而形成氧自由基（ROS）。这些氧自由基像其他致癌物一样可与 DNA 发生反应，所形成的加合物，如果不被修复，就可能引起突变。

10．环境污染易引发乳腺癌

罹患乳腺癌的因素中，除了个人的特质似外，居住环境也是引发乳腺癌的一个因素。世界资源机构的研究结果显示，导致罹患乳腺癌的原因中，与人长期暴露在生化环境中有关。

实验性的例子及以野生动物为研究对象的研究结果显示，长期处于化学性的环境中，直接或间接地都会扰乱人体的激素平衡及新陈代谢的正常运作，而增加罹患乳腺癌的概率。

与乳腺癌最相关的污染源，尤其是杀虫剂对女性的危害最大。丹麦的流行病学研究指出，女性经常接触滴滴涕（DDT）和红色3号色素者，罹患乳腺癌的概率明显增高。波罗的海附近有许多海域受到化学物质的污染，吃下这些地区的海产品的女性乳腺癌的发病率比其他地区明显增高。世界卫生组织（WHO）指出：化学物质造成的环境污染，可能会发生在许多地区，而且潜伏在人体内数十年才会发生癌症。

我国的蔬菜和水果农药污染十分严重，有的家庭夏季大量使用杀虫剂杀灭蚊蝇和蟑螂，对人体均造成慢性损害。

研究发现，许多环境污染源也能像人类雌激素那样，刺激女性乳房和相关器官，因而影响正常雌激素对乳房等器官的调控，而引发乳腺癌。

11. 月经初潮年龄早易患乳腺癌

研究证明，月经初潮年龄于 12 岁以前者，比 15 岁以后月经初潮者罹患乳腺癌的危险性增加 2 倍以上。月经初潮年龄推迟 1 年者，其罹患乳腺癌的危险性降低 20%。

科学家于 1993 年在生育因素与乳腺癌关系的研究中指出，月经初潮年龄越早，其患乳腺癌的危险性越高。

（1）美国的平均初潮年龄在 12 ～ 13 岁，而中国农村为 17 ～ 18 岁。将这两个月经初潮年龄组的女性进行研究对比，发现月经初潮年龄在 11 ～ 12 岁的女性患乳腺癌的危险性要比月经初潮年龄在 17 ～ 18 岁组的女性显著增高。

（2）天津市女性患乳腺癌危险性调查结果显示：月经初潮年龄 ≤ 13 岁组的女性患乳腺癌的相对危险性为 ≥ 17 岁年龄组的 2.2 倍。月经初潮年龄在 13 ～ 17 岁之间，每提前 2 年，患乳腺癌的危险性就增加 50%。

（3）有学者观察结果表明：月经初潮年龄在 13 ～ 17 岁之间者，初潮年龄每提前 2 年，患乳腺癌的危险性就增加 30%。

（4）美国资料显示：月经初潮年龄 ≤ 12 岁的女性比 ≥ 13 岁的女性，患乳腺癌的危险性高 1 倍。

（5）波兰资料显示：月经初潮年龄 ≤ 15 岁要比 ≥ 16 岁的女性，患乳腺癌的危险性高 1.9 倍。月经初潮年龄在 16 岁之前的，患乳腺癌的危险性比晚来者增加 80%。

月经初潮年龄早易引发乳腺癌的原因，是在整个生命期间长期接受雌激素的刺激而造成的。月经初潮早的女性在初潮后的早期和整个生育期体内的雌激素水平较高。

12. 绝经年龄晚易患乳腺癌

绝经年龄的早晚与乳腺癌的发生有关，许多研究显示：

（1）55 岁以后绝经者（指自然绝经者）乳腺癌发生率是 45 岁

以前绝经者的 2.5 倍。

（2）绝经年龄在 50 岁以上者，患乳腺癌的危险性比绝经年龄小于 35 岁者高 3 ～ 5 倍。

（3）行经 40 年以上者比行经不足 30 年者，患乳腺癌的危险性高出 1 倍。

（4）绝经前比绝经后患乳腺癌危险性高出 6 ～ 8 倍。

（5）更年期延长、月经不规律时间长者，患乳腺癌的危险性增高。

而人于绝经后患乳腺癌的概率降低。如卵巢切除而绝经的女性，患乳腺癌的危险性减小，做手术年龄越早，其患乳腺癌的危险性越小。且这种情况说明卵巢功能与乳腺癌的发生有一定关系，这种保护作用可持续终身。

13. 未生育未授乳易患乳腺癌

从未生育过的女性比生育过的女性患乳腺癌的危险性增高。而且 30 岁以前生育者有抗乳腺癌的作用，此种保护作用可延长 10 年以上。不过，将随着年龄的增长这种保护作用会逐渐降低。易患乳腺癌的人群为：

（1）结婚而未生育的女性患乳腺癌的危险性为生育的女性的 1.15 ～ 1.6 倍。

（2）35 岁以后初产者患乳腺癌的危险性高于无生育的女性。

（3）生育 1 ～ 2 次的女性最少患乳腺癌，而生育 5 次以上者比生育 1 次或 2 次者患乳腺癌的概率高 4 倍。

（4）第一胎生育年龄晚者和未生育的女性患乳腺癌的危险性增大。

哺乳者可降低患乳腺癌的危险性。第一次生育后哺乳期间比较长的女性，患乳腺癌的危险性会随之降低。从理论上讲，哺乳能够降低患乳腺癌的危险性。因为哺乳可以降低卵巢功能。而卵巢功能的降低又可以降低患乳腺癌的危险性。

临床所见，乳汁淤积及乳汁的刺激与乳腺癌的发生有关，例如，乳腺炎症或因乳腺发育障碍者不能哺乳，乳腺癌的发病率会相应增高。

14．社会阶层高年龄大易患乳腺癌

乳腺癌是发达国家极其常见的女性癌症。乳腺癌在世界各国社会阶层较高（高收入、受过高等教育）的女性中发病率较高，这可能和高收入、受过高等教育的女性大都晚婚、晚育或不育有关。调查结果显示：

（1）年逾 40 岁而仍未婚或未育者发生乳腺癌的概率较已婚已育者高。

（2）而高收入、受过高等教育者多注重形体健康，青睐紧身衣服或乳罩，也为乳腺癌的危险因素。

（3）乳腺癌多半发生在年龄较大的女性，约有 3/4 的乳腺癌患者都在 50 岁以上，且随年龄的增加发病率也增高，但 70 岁以后发病率明显减少。

（4）绝经期前后的女性是乳腺癌的高发年龄。

15．女性多吃红肉易患乳腺癌

世界各国科学家对肉类食品与乳腺癌危险性的关系，进行了长期、大量的研究，认为膳食中肉类食品大都会增加患乳腺癌的危险性。主要表现在以下几个方面：

（1）摄入红肉（猪肉、牛肉、羊肉）多，会使患乳腺癌的危险性有中等程度的增加。

（2）高温油炸和熏烤的肉类会使患乳腺癌的危险性显著增加。

（3）每天摄入红肉食品超过 80 克者，患乳腺癌的危险性会显著增加。

（4）摄入较大量的香肠、加工肉食品及其他肉制品者，乳腺

癌的危险性也会随之增加。

（5）很少吃肉的信教者比美国白人女性的乳腺癌死亡率低10%左右。

（6）英国修女很少吃肉或根本不吃肉，修女乳腺癌的发病率低于其他单身女性。

科学家研究认为，摄入红肉量多会使患乳腺癌的危险性增大，并不是红肉中的脂肪和蛋白质惹的祸，很可能是肉中所含的致癌物质和致突变物质相互作用的结果，尤其是杂环胺、亚硝基化合物、多环芳烃等。

很多杂环胺可以诱发啮齿动物乳腺癌，也是人类乳腺癌的危险因素。

科学家指出，在动物实验中发现，大鼠的乳腺组织中含有杂环胺，损伤 DNA 而导致乳腺癌。某些杂环胺也可损伤人类乳腺细胞的 DNA。亚硝胺也可诱发啮齿类动物的乳腺癌。多环芳烃是小鼠乳腺的强烈致癌物，并能引起乳腺细胞突变。

因此，女性应适当限制红肉摄入量，可以降低乳腺癌的发病率。

美国科学家发现，用高温烹调的肉类，不论是猪肉、牛肉、家禽肉或鱼肉，都会释放出致癌物质——杂环胺，而导致乳腺癌、胃癌、大肠癌和前列腺癌。如果每周进食这些高温烹调肉超过 4 次，罹患癌症机会，与吸烟或吸入石棉一样。

科学家指出，生肉本身并不存在这种致癌物质，一旦应用200℃左右的火力炒熟或烧烤肉类，便会使肉里的氨基酸和肌酸转化为杂环胺。即使小量的杂环胺，都会令女性增加罹患乳腺癌的机会，而当火力高达 250 度时，这些肉类产生的致癌物质—杂环胺会猛增 3 倍。

16．乳腺癌有家族聚集现象

乳腺癌和所有的癌症一样，环境因素在癌症的病因中可以占

80%。女性乳腺癌的遗传因素只占 27%。

如果一个近亲属（指母亲或姊妹）中有患乳腺癌的患者，其发生乳腺癌的概率是一般女性的 2 倍。而母亲或姊妹皆患乳腺癌，则发病率更高。

如果亲属（有血缘者，如母亲、姊妹、外祖母、姨妈）是早发性乳腺癌或双侧乳腺癌患者，系者乳腺癌危险性增高 5.4 倍。绝经前的女性危险性更大。

目前，多数研究者认为，只有 5%～10% 的乳腺癌患者与遗传有关，家族聚集性只占很小的一部分，主要还是环境因素起作用。环境因素的变化可以引发致癌基因和抑癌基因发生突变，而罹患乳腺癌。

17. 有既往疾病者易患乳腺癌

凡既往曾患过乳腺疾病及癌症的女性，其乳腺癌发病率显著增高。主要的既往疾病有：

（1）曾患乳腺炎的女性其乳腺癌发病率比对照组高 1.7～4.5 倍。

（2）一侧乳腺癌经手术切除后，另一侧患乳腺癌的危险性比对照组高 1.7～4.5 倍。

（3）一侧乳房患有多发性癌肿时，另侧乳房患乳腺癌的概率极大。

（4）50 岁以内一侧患乳腺癌的女性，另一侧患乳腺癌的概率比 70 岁以上者高 5 倍多。

（5）曾患子宫颈癌者，再患乳腺癌的危险性比对照组高 2 倍。

（6）曾患卵巢癌者，再患乳腺癌的危险性比对照组高 3～4 倍。

（7）曾患类风湿关节炎、带状疱疹等自身免疫性疾病、病毒感染和乳房受过外伤的女性均易发乳腺癌。

18. 心理不健康易患乳腺癌

乳腺癌也是疾病的一种，它与其他疾病一样，精神、心理因素对乳腺癌的发生、发展和预后也有一定关系。

研究表明，缺乏良好的人际关系的女性，往往健康状况欠佳，死亡率高出其他人的 2 倍，且罹患乳腺癌的机会亦高。

在日常生活中，夫妻不和、婆媳口角、同事争吵、朋友反目、邻里纠纷等，都会对女性的心理、生理造成不良影响。

严重的精神创伤、过度的精神紧张，过大的精神压力，如工作调动、工作中遇到麻烦、下岗、失业、离开熟悉的亲朋或环境、家庭财务困难、小孩出生、亲人病重、离婚、丧事，家庭责任的改变，甚至中了 500 万大奖，生活将发生重大改变等，均会构成对人的压力。

有的女性，往往遇到一点不顺心的事，无论在外、在内，也不管是父母、丈夫，还是孩子，便火冒三丈，怒不可遏，不吃，不睡，自己用生气来"惩罚"自己。

这些心理紧张、激动、委曲、悲伤、恼怒、自责等心理变化，都能降低机体免疫功能，引起体内内分泌功能紊乱，激素之间失去平衡。心理不健康，也很难保持心理平衡，体内还会分泌有毒的物质。

由于免疫功能下降，会降低体内制造 T 淋巴细胞的功能，不能消灭入侵的细菌、病毒，也是乳腺癌形成的原因之一。

如何保持健康、健全、健美的心灵，将是现代女性最大的挑战。

19. 接受电离辐射者易患乳腺癌

放射线可能损伤机体的 DNA，尤其在青少年时期。在长崎及广岛原子弹爆炸时的幸存者中乳腺癌发病率有增高趋势；接受放射线治疗产后乳腺炎的女性以及因胸腺增大而行放射治疗的女婴，以后乳腺癌的发病率亦增高。暴露于放射线的年龄越小则危险性越大。由于乳腺癌的发病与电离辐射有关，因此有人提出乳腺 X 线片普查可能增加乳腺癌的危险性。但由于 X 线片能早期发现乳腺癌而降低死亡率，因而利大于弊。

放射线照射可引发乳腺癌。常见于下列情况：

（1）女性于 40 岁以前接受过电离辐射在中剂量 [lGy（戈瑞）、照一张 X 线胸片、乳房接受辐射剂量 0.0002 戈瑞] 以上者，罹患乳腺癌的概率增高。

（2）接受放射线照射剂量越大，患乳腺癌的概率也越大。

（3）乳腺癌患者曾接受放射治疗者，45 岁以下女性再患乳腺癌的概率大。

（4）电线工人（男和女）比一般人易患乳腺癌。

（四）乳腺癌临床表现

1. 乳房肿块是乳腺癌的表现

乳房肿块常常是女士们在洗澡、更衣时无意中发现的，或在体检时被医生发现的。

常见的乳房有肿块的疾病有纤维腺瘤、乳房囊性增生病、乳房肉瘤、乳房结核和乳腺癌。但是乳房纤维瘤、乳房囊性增生病和乳房结核发病年龄都在 20 ～ 40 岁，且进展很缓慢，又不伴有腋窝淋巴结肿大。

而乳房肉瘤，多在 50 岁以后发病，肿块增长很快，乳头不内陷，表面光滑，境界清楚，可以推动，腋窝淋巴结不肿大。

女士们需要警惕乳腺癌这种癌症。乳腺癌的肿块有以下特点。

（1）部位：乳腺癌的肿块多位于乳房的外上象限，其次是内上及上方（图 12）；乳房的四个象限 2′ 为上外象限向腋窝的角状凸出部分。

（2）数目：乳腺癌的肿块多出现在一侧乳房，且是单个的肿块为多。

（3）大小：乳房癌肿块大小与发现早晚有关，发现早肿块小，发现晚肿块自然长大。

（4）形状：乳腺癌的肿块多呈规则的球形块。

（5）边界：乳腺癌的肿块边界不清楚。

（6）硬度：乳腺癌的肿块是一种较韧的实心硬块。

（7）活动度：乳腺癌的肿块不活动，推动时有阻力感，表面不光滑。

（8）疼痛：乳腺癌的肿块无痛性最多见。

发现早期乳腺癌的最佳人选是自己，自己发现乳腺癌肿块，70%乳腺癌局限于乳腺，治疗效果好，预后极佳。

发现乳房肿块者，应立即去医院请专科医生检查，及早确诊。

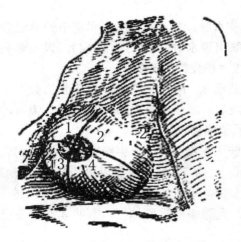

图 12 乳房的四个象限

2．乳房皮肤改变是乳腺癌的重要体征

乳腺癌患者的乳房皮肤改变是乳腺癌的主要表现之一，皮肤改变与癌肿部位深浅、侵犯程度、病程早晚、患者乳房大小、胖瘦及癌肿的大小有关。

乳腺癌患者乳房皮肤改变有以下特点。

（1）乳房皮肤出现"橘皮样"改变或"酒窝症"：当乳腺癌侵犯乳房悬韧带，使其变短时，牵引皮肤向内凹陷，乳房受损皮肤表面出现许多点状小凹（小坑），类似橘皮或酒窝，临床上称"橘皮样"改变或"酒窝症"，是乳腺癌的一个重要体征（见图15，16）。

（2）乳房皮肤浅表静脉曲张：当乳腺癌肿块逐渐增大时，使乳房某一部位的皮肤变薄，皮下浅表静脉曲张显而易见，多见于癌肿较大或乳腺癌晚期。

（3）乳房皮肤红肿：见于怀孕或哺乳期的年轻女性，乳房明显增大，皮肤充血、发红、发热的炎性乳腺癌，极易误诊为急性乳腺炎。

（4）乳房皮肤水肿：由于乳房皮内和皮下的淋巴管被癌细胞阻塞，致局部皮肤出现水肿（图13，图14），以毛囊为中心有许多小凹，也可形成"橘皮样"改变。

（5）乳房皮肤溃疡：由于癌细胞侵犯皮肤后破溃，并发细菌感染时，易形成溃疡、恶臭、易出血，如凹陷似弹坑，如外翻像葵花。见于晚期乳腺癌患者。

（6）乳房皮肤卫星结节：由于癌细胞直接扩散到乳房的皮下而形成的质地坚硬的小结节，称为皮肤卫星结节。见于晚期乳腺癌。

任何年龄的女性，特别是40岁以上的女性，上述任何一项乳房皮肤改变，都是乳腺癌的重要体征，有些皮肤改变已属乳腺癌的晚期表现。

因此，女士们了解乳腺癌皮肤改变的常识，才能达到及早发现，及早确诊的目的。

任何一名医生，都必须清楚乳房皮肤改变在乳腺癌中所占的位置，不少轻度的皮肤变化都存在恶性的隐患，所以，对女士们乳房皮肤的改变应倍加警惕，认真检查，仔细分析，以防漏诊或误诊。

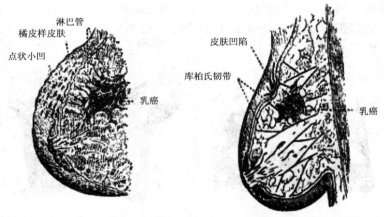

图 13　乳癌时乳房皮肤水肿　图 14　乳癌早期征象皮肤凹陷

3．乳头的改变是乳腺癌特有的表现

乳头湿疹样癌，又叫柏特病（Paget 病），恶性程度低，发展较慢。癌变在乳头区的大乳管内，逐渐向乳头移行，主要表现有以下特点：

（1）早期乳头刺痒，烧灼痛。

（2）相继出现慢性湿疹样改变，如乳头和乳晕的皮肤发红、糜烂、潮湿，边界较清。

（3）乳头和乳晕被覆着黄褐色鳞屑样痂皮。

（4）揭去痂皮又可见到糜烂面，皮肤发硬。

（5）进展时乳头内陷或破溃，或乳头固定。

（6）晚期乳晕深部可扪及肿块。

（7）但淋巴结转移则较晚出现。

女士们必须警惕，乳腺癌中有一种发展很慢的癌症，原发的癌灶就在乳头区——称为乳头湿疹样癌，又叫柏特病（Paget 病）。很像慢性湿疹，但不是湿疹，随着病程进展，乳头回缩、破溃、固定，出现肿块，并有腋窝淋巴结肿大（图15，图16）。
且乳房湿疹多发生于哺乳期的女性，极少发生于更年期前后的
女性。

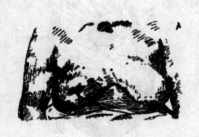

图15 右侧乳癌（在上外象限）
乳头内缩、抬高

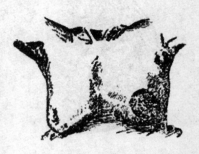

图16 左侧乳头湿疹样癌晚期，
腋窝淋巴结已有转移

　　授乳期的女性在授乳期间虽然易发生乳房湿疹，但主要部位
是在乳头、乳晕及乳房下面，皮肤呈现红斑、丘疹和丘疱疹，可
单侧或双侧，停止授乳后易自行痊愈。乳房湿疹虽然可出现糜烂、
渗出、裂隙，瘙痒明显，但乳头不回缩，乳头不溃破。

　　所以，凡出现乳头湿疹样改变者，无论年龄有多大，也无论
是否在授乳，都要高度警惕湿疹样乳腺癌的可能。只有做病理检
查才能做出鉴别诊断，切勿延误诊断时机。

　　皮肤科医生和外科医生，要对乳房慢性湿疹与乳头湿疹样癌
（Paget病）进行严格的鉴别。凡40岁以上的女性和授乳期女性出
现乳房湿疹者，应加倍警惕乳头湿疹样癌，仔细检查，以免漏诊
或误诊误治。

　　乳头湿疹样癌与乳房慢性湿疹鉴别见表4。

表 4 乳头湿疹样癌与乳房慢性湿疹的鉴别

	乳头湿疹样癌	乳房慢性湿疹
发病年龄	中老年人	授乳期女性
病　史	乳腺癌高危人群	过敏体质，常由急性演变而来
损害表现	发红，糜烂、潮湿、有黄褐色鳞屑样痂皮、无小丘疹、丘疱疹乳头回缩、破溃	暗红，浸润肥厚明显，色素沉着，外周有小丘疹、丘疱疹、多发生在两侧乳房，时好时犯。乳头无回缩，破溃
分　布	单侧乳头，乳晕处	乳头、乳晕及乳房下部
预　后	长期不愈	停止授乳后易痊愈
病理所见	可查到癌细胞，即 Paget 细胞	表皮棘层明显肥厚，有角化过度及角化不全，血管壁增厚

4．年轻女性是炎性乳腺癌的多发群体

炎性乳腺癌，一般发生于年轻女性，尤其是在妊娠期或哺乳期。炎性乳腺癌有以下临床特点：

（1）发病年龄较年轻化，多在 30 ～ 40 岁。

（2）多见于妊娠期或授乳期间。

（3）病情发展迅速，在短期内癌细胞可侵犯整个乳房。

（4）患侧乳房明显增大。

（5）癌肿表面乳房皮肤明显充血、发红。

（6）患处乳房皮肤表面发热或水肿。

（7）患侧乳头或乳房疼痛，并有压痛。

（8）触诊时乳房虽肿大、发硬，但多无明显的局部肿块。

（9）本型乳腺癌转移早且广泛，对侧乳房常被侵犯。

（10）本型乳腺癌，预后极差，常于发病后数月内死亡。

年轻的女性们，尤其晚婚、晚育的大龄女性们，在妊娠期

或哺乳期，一定要高度警惕炎性乳腺癌，于产前、产后体检时，千万别忘记仔细检查乳房。每月还应自检乳房1次，一旦发现一侧乳房明显出现上述任何一种异常，应考虑炎性乳腺癌的可能，切不可自以为是急性乳房炎，而乱投医或乱吃抗生素消炎治疗，应立即请专科医生检查，必要时还应做病理组织学检查，以免误诊。

临床医生需要警惕，急性乳房炎患者几乎100%是产后哺乳期的产妇，初产妇尤为多见，发病又多在产后3～4周。切不该将妊娠期、哺乳期或更年期前后炎性乳腺癌，误诊为急性乳房炎而施行抗菌素治疗。

急性乳房炎与炎性乳腺癌的鉴别参见表5。

表5 急性乳房炎与炎性乳腺癌的鉴别

	急性乳房炎	炎性乳腺癌
发病年龄	多见青年女	可见任何年龄，尤中高龄女性
病 史	初产妇 多见于产后3～4周	妊娠期或授乳期 任何时间
损害表现	乳房肿胀、疼痛、有硬块、表面发红、发热或软化成脓肿、寒战、高热、脉快	乳房肿大明显，局部发红、发热、疼痛较轻，不化脓，无明显寒战、高热或脉快
腋窝淋巴结肿大	较早	较晚
化验白细胞总数	明显增高，核左移	不增高
抗菌药物治疗	有明显疗效	无效
预 后	预后良好，严重者，可并发败血症	预后极差，常于发病后数月内死亡

5. 乳头有血性溢液可能是乳腺癌的表现

乳头有分泌物，又称乳头溢液或流液，或叫溢乳。乳头溢液并非都是病理表现，也不可误认为凡是乳头溢液都是患了乳腺癌。

女士们在正常月经期、早期妊娠反应时，均可出现浆液性无色乳头溢液。这种现象，无病理意义，不必诊治，将会自行消失。

乳母们在停止授乳后，有少数女性可持续分泌少量白色乳汁样液体，短者几个月，长者可达几年，这种现象多不是病理现象，也不是乳腺癌的表现。当然也可咨询一下医生。

应用避孕药的女性，开始应用后多会出现不同程度的乳汁样乳头溢液，又多伴有恶心、呕吐、头晕、乏力、食欲减退，白带增多，乳房胀满等药物反应。随着用药时间的延长，上述反应可逐渐消失，且不伴有乳房胀痛和乳房肿块等病理表现。

约有15%的患有乳腺囊性增生病（简称乳腺病）的女性，乳头溢出黄绿色，或棕色或血性，或偶为无色浆液性的液体。

乳腺囊性增生病是女性多发病之一，最多见于 25～40 岁之间的女性。病程较长，病情发展又较慢。

乳腺囊性增生病最突出的表现是乳房胀痛和乳房有肿块，且于月经前发生并加重，肿块为多发性，不与皮肤粘连，腋窝淋巴结不肿大。

患有该病的女性，如果发现乳房肿块迅速增大或质地变硬，应及早就医，必要时进行活组织切片检查，以排除或确诊乳腺癌。

40～60 岁的女性，尤其更年期和 60～64 岁的女性，是乳腺癌的高峰年龄。一旦乳头又出现溢液，且是血性或浆液性，或黄色或黄绿色者，可以肯定地说，是病理表现。无论乳头有无改变，也无论乳房皮肤有无改变，更无论乳房有无肿块，都要及早去医院检查，进行鉴别。必须 100% 地排除乳腺癌。

女士们请切记，血性的乳头溢液，是一种不良的征兆，不可掉以轻心，延误诊断会失去最佳治疗的黄金时间。

乳头溢液可能是乳房癌症的早期表现之一，溢液进行涂片检查可能发现癌细胞，但即使未查到癌细胞，也不能完全排除乳腺癌的诊断。

6. 腋窝淋巴结肿大是乳腺癌转移的表现

腋窝淋巴结按解剖学可分为 5 组。

（1）前群淋巴结：位于腋窝外侧壁。

（2）外侧群淋巴结：位于腋 窝外侧壁。

（3）后群淋巴结（又称肩胛下淋巴结）：位于腋窝后壁。

（4）中央群淋巴结：位于腋窝中央。

（5）尖群淋巴结：位于腋窝尖顶部。

人们都知道淋巴结转移是癌症的晚期表现，可能失去了手术切除的最好时期，这是一般癌症的规律。在乳腺癌患者中，有少数患者虽然患上乳腺癌，但乳房却没有出现肿块或肿块不明显，而是腋窝淋巴结已经出现转移而肿大。

乳腺癌患者淋巴结转移最初、最多见的部位是腋窝，就诊时发现已有腋窝淋巴结转移者为 50% ～ 70%。乳腺癌腋窝淋巴结转移的特点是：①最初肿大的淋巴结分散存在，数目很少，无痛、质地较硬，可以推动，局部皮肤不红、不热、不痛；②以后肿大的淋巴结成群存在，数目增多，彼此粘连成团，且与皮肤粘连，不易推动，多被固定，质地坚硬而不痛；③可出现患侧上肢水肿；④晚期出现锁骨上淋巴结肿大，少数患者对侧腋窝淋巴结也转移而肿大。

女性在做自我乳房检查时，切勿忘记检查腋窝淋巴结，检查方法如下：

（1）可用右手触摸自己左侧腋窝淋巴结，再用左手触摸自己右侧腋窝淋巴结。

（2）以左腋为例，先举起自己的左上肢，右手指端伸入腋窝顶部，手指掌面对着胸壁，然后放下上肢，放在右手前臂上。

（3）右手轻而稳地从腋窝自上而下触摸中央淋巴结。

（4）然后触摸腋窝前壁。

（5）最后触摸腋窝后壁。

（6）触摸完一侧，换手再以同样方法触摸对侧。

（7）触摸到肿大淋巴结时，应注意淋巴结的位置，数目、大小、硬度和移动度。

凡是触摸到腋窝有肿大的淋巴结时，无论乳房是否发现病变或有无自觉症状，都要及早去医院请有经验的医生进行全面检查，以早期确诊、早期治疗，切勿相信秘方延误治疗时机。

（五）乳腺癌早期发现

1．乳房自我检查方法

目前，在美国 1 期乳腺癌发现率为 60%，而我国台湾省 1 期乳腺癌发现率只有 19.7%，有资料表明，中国大陆 1 期乳腺癌发现率更低，与美国相比相差甚大，以上显示我国女士对自我乳房检查的认知程度远远不够。

我国台湾省乳腺癌防治基金会把自我乳房检查过程简缩为四个字的口号："看、触、卧、拧"，方便女性记忆，并推出"let'stalk，乳检四步，向癌说不"的活动。使相当多的女性学会了自我乳房检查方法，可使很多女性乳腺癌获得早期发现，早期治愈的机会。

（1）看（站在镜子前面看，见图 17）

①一看两侧乳房是否等大，正常情况下，左侧乳房大于右侧，右侧乳房比左侧稍微下垂，外形和位置基本对称。如发现两侧乳房明显不对称、大小不等，局部隆起或凹陷者有病变的可能。

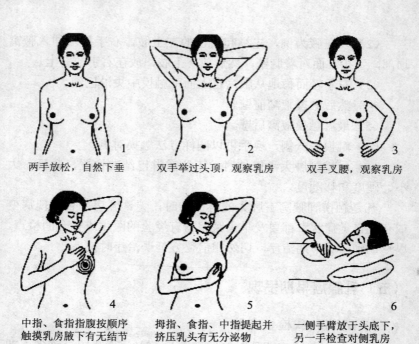

图 17　自我乳房检查方法

②二看乳头是否在同一水平线上，如发现两侧乳头高低不等，或乳头近期内陷、裂口、溃破、溢液者，均为病变表现。

③三看乳头有无分泌物，正常者极少有分泌物。凡乳头自溢分泌物者，绝大多数为病理现象，只有在正常月经期、早期妊娠可出现少量浆液性无色溢液。

④四看乳房皮肤有无大范围的发红伴水肿，如发现乳房皮肤出现湿疹和"橘皮样"改变、大面积充血水肿时，应警惕早期乳腺癌的可能。

（2）触（或摸、打）

①触摸姿势可采用平卧或半侧卧检查。

●乳房较小的女性可采用平卧姿势（图18）。

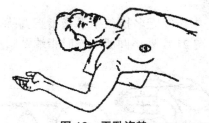

图18　平卧姿势

●乳房较大的女性可采用半侧卧姿势（图19）。

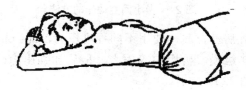

图19　半侧卧姿势

●检查乳房内侧时，被检一侧的上臂应自然置于头顶（图20）。

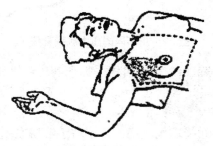

图20　触摸腋下的方法

●检查乳房外侧时，上臂放下与胸壁成45°角。

●肩背部可垫一小枕，使被检乳房平铺于胸壁上。

②触摸手法

●用食指、中指及无名指三个手指指端并拢，平放于乳房上做小圆圈动作（图21），做小圆圈动作时指端贴紧皮肤，不要抬起。

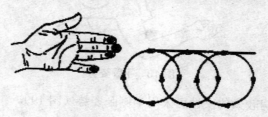

图21　做小圆圈动作的方法

●触摸乳房部位时，要用不同程度压力，即：先用轻微压力，做小圆圈动作触摸，再用中等压力，最后加强压力，直至手指触摸到肋骨（图22）。

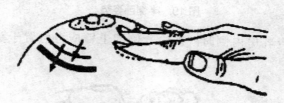

图22　用不同的压力触摸乳房

● 但要切忌重压，更不可用手抓捏乳房，以免将正常乳腺组织误认为乳腺肿块。

③触摸顺序

●先用左手触摸右侧乳房，再用右手触摸左侧乳房。

●先从乳房内侧开始，上至锁骨，下至肋缘，内至胸骨外缘，外至腋前线。

④触摸乳房肿块

● 一触乳房有无肿块。

● 二触乳房肿块大小。

● 三触乳房肿块形态。

● 四触乳房肿块数目。

● 五触乳房肿块硬度。

● 六触乳房肿块有无触痛。

● 七触乳房肿块边界是否清楚。

● 八触乳房肿块表面是否光滑。

● 九触乳房肿块有无活动。

● 十触乳房肿块与皮肤有无粘连。

（3）卧：如有可疑时，可采取各种卧式，重复触摸乳房有无肿大的淋巴结、硬块、或有无压痛。

（4）挤：这是最后一步，用大拇指和食指挤压乳房观察乳头有无异常分泌物，分泌物的量和颜色等。统计表明，血性分泌物占 50% ～ 75%，半数以上为乳头状瘤，其次为乳腺癌。

应当提醒女士们，80% 以上的乳房肿块不是乳腺癌，多为乳腺囊性增生病、纤维腺瘤等良性乳腺病。但必须到医院进一步检查，以明确诊断。

2. 怀孕哺乳期不该忘记自我乳房检查

自 1980 年以来，由于提倡晚婚晚育，加之生活、工作压力的不断上升，使得城市里的职业女性在怀孕或哺乳期间罹患乳腺癌的概率有逐渐上升趋势，且病情多严重，进展迅速，预后不良。

尤其大龄女性在婚前、婚后、孕期、产后及哺乳期间，千万别忘了自我检查乳房。怀孕或授乳期间因乳房胀大，女性们常常忽视乳房病变，即使进行产前、产后检查也很少检查乳房。妊娠期乳腺癌占乳腺癌女性的 2%。

其实，孕妇或产妇罹患乳腺疾病的危险性并不低。尤其晚婚、晚育者，罹患乳腺癌的概率也随之增加，而且淋巴结转移的机会也较高。有资料表明，晚婚、晚育者在怀孕或哺乳期患乳腺癌的危险性比一般女性高 3 ～ 5 倍。因此，怀孕或授乳期间应定期进行自我乳房检查。

怀孕或哺乳期的乳腺疾病良性约占 80% 以上，常见有泌乳期腺瘤、纤维腺瘤、脂肪瘤、乳突状瘤、纤维囊肿，乳汁囊肿等。应当指出，怀孕期或哺乳期的女性对癌症怀疑程度低，本人和家人不愿意或者不敢想是恶性疾病，更不愿意去医院接受抽血化验检查，至于乳房 X 线检查更是顾虑重重。

因此，怀孕期或授乳期乳腺癌延误诊断的机会相当高。绝大多数女性就诊时已属晚期，已失去手术治疗的黄金时间，后悔晚矣。

let's talk，乳检四步，看、触、卧、挤，向乳腺癌说"不"的活动也适用于怀孕或哺乳期间的女性。可以大大提高早期发现、早期确诊、早期治疗的机会。

妊娠期或授乳期如怀疑乳房有肿块时，可先用超声波检查，虽不能分清良性或恶性，但有助于进行细胞学或生化学检查，必要时还要配合 X 线乳房摄片检查。

妊娠期的乳房 X 线摄片检查并非禁忌，凡属妊娠 2 周以内及妊娠 15 周以上者，进行 X 线摄片检查，并不危及胎儿生长发育和健康。妊娠 18 周以上的孕妇若怀疑乳房肿瘤时，可做磁共振摄影。哺乳期女性做磁共振摄影后，应于 36 ～ 48 小时内禁止授乳。

3. 自我乳房检查的临床意义

数十年来，医学界一直在推广女性每月自我检查乳房。进行此项检查可以及早发现乳腺癌的早期体征，能够降低乳腺癌的死亡率。定期自我乳房检查时间如下。

（1）20 ～ 39 岁的女性：应在每月月经过后 7 ～ 10 天内定期做自我乳房检查；此外，每 3 年由有经验的专科医生做 1 次临床检查。

（2）40～49岁的女性：应在每月月经过后7～10天内定期做自我乳房检查；做第一次乳房X线摄片后，每年应由有经验的专科医生定期做1次手法检查。

（3）50岁以上的女性：每月应定期做1次自我乳房检查；每年应由有经验的专科医生做1次临床乳房检查和乳房X线摄片检查。

有不少女性在自我乳房检查时，发现一些小硬块，不免忧心忡忡，整天惶惶不安，最后经病理检查70%～80%属于良性。另外，还有不少女性自我乳房检查时，并未触摸到任何异常，误以为自己一切正常，其实，已有乳腺癌病灶在隐伏扩散。目前欧美学者，大力推广三合一检查方法，可以明显降低乳腺癌的死亡率。

4．乳房X线摄片的临床意义

美国国会顾问小组于2001年4月8日指出，包括数字乳房X线在内，目前，还没有任何一种新型乳腺癌的检查方法证明比旧式的乳房X线摄片好。顾问专家还指出，乳房X线摄片检查，可以发现早期乳腺癌。定期做乳房X线摄片检查，可以使乳腺癌死亡率降低25%～30%。

另外，还有些女性要求做磁共振扫描。经初步研究显示，磁共振扫描可能有助于为乳房组织密度高的女性做检查，因为乳房X线摄片检查可能无法看清病变。不过，目前女性只应在临床试验时，才做磁共振扫描。

5．乳腺癌的简便、快捷诊断法

（1）细针吸引检查法：用一种细针在患病的乳房上刺几下，抽吸乳房细胞做病理检查，就可以检验乳房有无罹癌的危险。这种简单，快速检查方法，可以帮助乳腺癌高危人群决定自己要不要进行抗癌药物治疗或切除乳房。

堪隆斯大学医学中心的研究员对 480 名因有乳腺癌家族史者，或乳房活组织检查显示已有癌细胞或癌前细胞者，而被视为乳腺癌高危人群的女性，进行这种称之为细针吸引术的检查。每位患者做 8～10 次。

检查结果显示，102 名女性有癌前细胞，其中 17 人在 4 年内罹患乳腺癌。另有 3 人在检查后 4 年内罹患乳腺癌，其中 2 人的检查显示细胞在增殖中，但仍属正常，另 1 人其细胞在检查时完全正常。

（2）骨髓蛋白检查可预测乳腺癌复发：接受过晚期乳腺癌治疗的女性，超过半数以上的乳腺癌患者将会复发。但临床医生却往往无法准确预测哪个患者、何时乳腺癌会复发。依目前的检验方法，那些被认为不会复发的低风险的乳腺癌女性却有 1/5 的患者会复发。

科学家发现，乳腺癌的女患者骨髓中的 maspin 含量高，往往 2 年内不会复发，如果骨髓中的 maspin 含量降低，乳腺癌易复发。maspin 似乎能抑制肿瘤细胞生长及乳腺癌的扩散，原因可能是 maspin 能抑制提供癌细胞生成所需的血管生长。

（3）活组织检查法：任何一位有经验的临床医生都没有绝对把握仅凭临床病象判断乳房肿瘤的性质。因此，如果在诊断上可疑乳腺癌时，应及早做活组织检查。此项检查经济、方便、可靠、准确并进行组织学分类。更有助于医生安排治疗计划和评估预后极有帮助。

6. 三合一检查法能够降低乳腺癌的死亡率

在美国，不少女性为了能早期发现乳腺癌，早期治疗。已养成良好的"自摸"乳房的习惯。

但要降低乳腺癌的威胁，单凭自我乳房检查效果有限。因为自我乳房检查，并不能有效地降低乳腺癌的死亡率。

有学者指出，约有 90% 的乳房肿块可以靠自我乳房检查发现，其中对于癌症的敏感度只有 85%。也就是说约有 15% 的乳腺癌患者，即使每月定期定时进行自我乳房检查，也无法早期发现乳腺癌。

而在临床上，女性自我乳房检查，所能"自摸"到的乳房肿块平均已在 2 厘米以上，已进入第 II 期，术后 5 年生存率已降至 75%。

近年来，瑞典、美国等欧美先进发达国家。已改变乳腺癌的防治方向，推出"三合一"检查法，即最新的乳腺癌检测观念是：自我乳房检查 +X 线摄片 + 超声波检查。

"三合一"检查方法能够全方位筛检乳腺癌的踪迹。美国最新的乳腺癌筛检方法建议如下。

（1）40 岁以上的女性：① 每月例行自我乳房检查；② 每年定期进行一次乳房 X 线摄片检查，如发现异常情况时，再进行下一步检查；③超声波检查对乳腺囊肿与实体肿瘤的鉴别准确，最具特征性，优于任何其他检查。

（2）30 岁以下又有乳腺癌家族史的女性：① 每月例行自我乳房检查；② 每年进行一次乳房超声波检查。

（3）30 ~ 40 岁无乳腺癌家族史的女性：① 每月例行自我乳房检查 1 次；② 每年进行 2 ~ 3 次乳房超声波检查。

（4）30 ~ 40 岁有乳腺癌家族史的女性：① 每月例行自我乳房检查 1 次；② 每年进行 1 次乳房 X 线摄片检查；③ 发现异常时，再进行乳房超声波检查。

美国自 1989 年开展大规模以"三合一"检查方法筛检乳腺癌以来，零期的乳腺癌患者发现率已提高到 50% 以上。长达数年的追踪研究发现，使用"三合一"方法筛查乳腺癌，乳腺癌死亡率可降低 30%。

7．早期发现乳腺癌的人是自己

前世界卫生组织总干事岛宏博士提出："许多人不是死于疾病，而是死于无知。"他再三提出告诫："不要死于愚昧，不要死于无知。"

女性若能每月月经过后进行自我乳房检查，是早期发现乳腺癌的不二法门。一是要掌握正确的自我乳房检查方法，十分重要。二是要记住乳腺癌的早期表现，认识乳腺癌的早期表现，才能早期发现乳腺癌。凡出现下列异常表现者，均应及时去医院就诊。

（1）乳房出现单发、无痛、质硬的小肿块。

（2）乳头出现凹陷。

（3）乳头出现异常分泌物，尤其出现血性（红色或粉色）分泌物。

（4）乳房外形有改变，如局部出现凹陷或凸出。

（5）乳房皮肤出现"橘皮样"改变，或水肿或溃烂。

（6）腋下出现淋巴结肿大。

经自我乳房检查发现上述任何一项改变时，均应接受乳房专科医生全面检查，切勿延误诊治。切不可犯愚昧或无知的错误：①将上述异常表现，视为正常表现；②将上述恶性疾病，视为良性疾病；③不相信科学，相信迷信，相信江湖医生，用所谓"偏方、秘方、教授、专家的骗术医治"；④恐惧开刀，到处乱投医，失去早期治愈的机会。

8．早期确诊乳腺癌的人是医生

数十年来，医学界一直相信，女性每月例行自我乳房检查，可以及早发现乳腺癌的早期表现。

但是，应当指出，女性自我乳房检查，不能取代专业医生检查，更不能取代医疗仪器的定期检查。原因如下：①有很多女性从不自我乳房检查；②即便有女性做自我乳房检查，做得正确的人也很少；③女性一生中，患乳腺癌的概率只有 1 次，对乳腺癌的认知程度极其有限，绝不会高过专业医生的水平；④早期乳腺癌的钙化点，只有 0.1 厘米至 0.2 厘米，单凭女性自我检查，根本是不可能检查出来的；⑤即使有的女性每月进行 1 次常规自我乳房检查，大多数人并未检查出任何异常，误以为自己一切正常，已经远离乳腺癌，实际上早已患上乳腺癌，在悄悄转移、扩散；⑥女性在进行自我乳房检查发现的乳房肿块中，有 70% ～ 80% 甚至更高是良性的，而不是乳腺癌，不必忧心忡忡，整天惶惶不安。

因此，乳腺癌的确诊，必须依赖于医生和医疗仪器检查，早期确诊方法有以下 3 种。

（1）乳房超声波检查：适用于 35 岁以下的年轻女性。

（2）乳房 X 线摄片检查：适用于 35 岁以上的女性。乳房超声波和 X 线摄片检查各有优缺点，应取两者优点进行检查。乳房 X 线摄片检查有助于早期发现乳腺癌，不仅可以发现 0.1 ～ 0.2 厘米微小钙化灶，还可以鉴别恶性钙化或组织良性钙化灶，或乳腺有无发炎、水肿及分泌物或是否有恶性病灶等。但乳房 X 线摄片的缺点是，射线剂量较高，年轻女性的乳房组织较敏感。因此，35 岁以下女性，不主张一开始就进行乳房 X 线摄片检查，除非高度怀疑是乳腺癌者。东方女性乳房组织紧密，乳房脂肪少，应用超声波检查，有时比 X 线摄片效果还好，还可避免 X 线的损伤。

（3）活体组织病理检查：对于诊断有困难者，可取活组织进行病理检查，以便确诊。

只要患者和医生都对乳腺癌有足够的警惕性，乳腺癌是完全可以早期发现，早期确诊的。

9. 自我鉴别乳腺癌

有资料表明，80% 的乳房肿块是女性自己发现的。可是有不少女性自我乳房检查时，只要发现一个小硬块，有的不免忧心忡忡，有的整天惶惶不安，甚者吓得半死，长期在癌症的阴影下，饱受身心的折磨。事实上，80% 的乳房肿块是属于良性的，绝大多数女性都是虚惊一场。

如果女性在自我乳房检查时，发现乳房有肿块，请不必惶惶失措，因为不少乳房疾病都可能出现乳房肿块，这些良性疾病的发病率远远高出乳腺癌，也就是说，绝大多数乳房肿块是良性。

首先，要自我进行鉴别（见表6）。如果已经发现乳房肿块，无论自我鉴别结果如何，都必须及早去专科医院（如肿瘤医院或肿瘤科），请有经验的外科医生进行全面检查。

切记不要到一般医院，请普通医生检查，因为他们缺乏乳房疾病的诊断技术和经验。在未明确诊断，尤其是未排除乳腺癌之前，不要用任何药物治疗，包括中药，因为不仅浪费金钱，还会延误早期诊断，早期治疗的黄金时期。

10. 乳腺癌的分期

AJCC 乳腺癌分期标准（第 6 版，2002），以 T（原发癌瘤）、N（局部淋巴结）、M（远处转移）即 TNM 分类法，对乳腺癌进行分期。

（1）T 　—　 原发肿瘤

T_X 　—　 原发肿瘤无法评价

To 　—　 未发现原发肿瘤

Tis 　—　 原位癌（导管内癌、小叶原位癌或无肿块的 Peget 病）

注：伴有肿块的乳头 Paget 病按肿块大小进行分期

T1 　—　 肿瘤最大径 ≤ 2cm

T1mic 　微小浸润癌，最大径 ≤ 1cm

T1a 　—　 肿瘤最大径 > 0.1cm，≤ 0.5cm

T1b 　—　 肿瘤最大径 > 0.5cm，≤ 1cm

T1c 　—　 肿瘤最大径 > 1cm，≤ 2cm

表 6 常见乳房肿块疾病自我鉴别

	乳腺囊性增生病	乳房纤维腺瘤	乳管内乳头状瘤	乳房结核	浆细胞性乳房炎	乳腺癌	乳房肉瘤
发病情况	多发	常见	较常见	较常见	不常见	少见	少见
发病年龄（岁）	25～40	20～25	40～45	20～40	中青年和老年	40～60	40～50
病情进展	缓慢	较慢	较快	缓慢	缓慢	快	快
肿块疼痛	周期性疼痛	无	无	明显疼痛	中度疼痛	无	无
肿块数量	多数成串状	多为单个	多为单个或多发	可多可少	多为单个、也可多发	多为单个	单个
肿块边界	不清	清楚	较清楚	不清	不清	不清	清楚
移动程度	可移动	可移动	可移动	较少移动	受限制	不移动	可移动
移动性病灶	无	无	无	无	患侧腋窝淋巴结肿大	多见	腋窝淋巴结肿大，多为血行转移
脓肿形成	无	无	无	可有冷脓肿	有	无	无
乳头溢液	少见棕褐色、浆液性、无色	无	有血性、鲜红色	无	浆液性、脓性、血性	少见血性、黄色、黄绿色	无
乳房皮肤橘皮样变	无	无	无	无	可有可无	有	无

T2 — 肿瘤最大径＞2cm，≤5cm

T3 — 肿瘤最大径＞5cm

T4 — 任何肿瘤大小直接侵犯胸壁（a）或皮肤（b）（胸壁包括肋骨、肋间肌、前锯肌，但不包括胸肌）

T4a — 侵犯胸壁

T4b — 乳房皮肤水肿（包括橘皮样改变），溃破或限于同侧乳房皮肤的卫星结节

T4c — 上二者（T4a 和 T4b）同时存在

T4d — 炎性乳癌

（2）N — 区域淋巴结

Nx — 对区域淋巴结不能做出估计

N0 — 无区域淋巴结转移

N1 — 同侧腋窝能触及活动的转移淋巴结

N2 — 同侧腋窝淋巴结转移，互相融合或与其他组织固定（a），或临床无证据显示腋窝淋巴结转移的情况下，存在临床明显的内乳淋巴结转移（b）

N3 — 同侧锁骨下淋巴结转移伴有或不伴有腋淋巴结转移（a）；或有临床证据显示腋窝淋巴结转移的情况下，存在临床明显的内乳淋巴结转移（b）；或同侧锁骨上淋巴结转移（c），伴或不伴腋窝淋巴结或内乳淋巴结转移

（3）M — 远处转移

Mx — 远处转移不能评估

M0 — 无远处转移

M1 — 有远处转移

（4）乳腺癌的组织病理学分级见表7

表7 乳腺癌组织病理学分级

TNM 名称	组织病理学级别	经 Eiston-Ellis 修改的 Scarff-Bloom-Richardson 分级系统评分
Gx	无法评估	
G1	低	3～5
G2	中	6～7
G3	高	8～9

（5）乳腺癌临床分期

O 期：	Tis	N0	M0
I 期：	T1	N0	M0
IIa 期：	T0	N1	M0
	T1	N1	M0
IIb 期：	T2	N1	M0
	T3	N0	M0
IIIa 期：	T0	N2	M0
	T1	N2	M0
	T2	N2	M0
	T3	N1	M0
	T3	N2	M0
IIIb 期：	T4	N0	M0
	T4	N1	M0
	T4	N2	M0
IIIc 期：	任何 T	N3	M0
IV 期：	任何 T	任何 N	M1

（六）乳腺癌预防

1. 人体对酒精无生理需要量

乳腺癌是激素依赖性的癌症，乳腺癌与内分泌功能之间有着极其密切的关系，当卵巢分泌激素过多时，可导致乳腺癌的发生。研究表明，饮酒会增加乳腺癌的危险性，并有剂量—反应关系，即随着饮酒量的增加和"酒龄"的增加，患乳腺癌的危险性也随之增加。现已证明，酒精能增加女性内源性雌激素水平，而导致乳腺癌的发生。世界卫生组织（WHO）指出，饮酒没有"安全量"，少量饮酒有益健康的说法，无科学根据，酒精是仅次于烟草的第二"杀手"。

（1）酒精的来源：酒精是将碳水化合物经发酵而制成的。

① 酒精的原料。包括葡萄和其他水果、谷物、植物的根块和茎块。

② 含酒精饮料的分类。啤酒、果酒、白酒（烈性酒）。

③ 酒类饮料中的酒精含量。啤酒（按体积计）含酒精 4%～7%；果酒（含葡萄酒）含酒精 10%～13%；蒸馏的酒精饮料中含酒精 30%～40% 或高达 60%～65%。

④ 酒精饮料中的致癌物质。亚硝胺类化合物；真菌毒素，如黄曲霉菌毒素、黑曲霉菌毒素及灰曲霉菌毒素等；多环芳烃化合物，如 3，4-苯并芘等；植物原料在生长过程中，从自然界（土壤、空气中）摄取的大量的放射性物质和致癌物质；植物原料在加工过程中相互作用而产生的多种酯类、酚类和其他化合物。

（2）酒精的成分：酒精在化学上有很多种，但人类饮用的醇类全部是乙醇。但值得高度重视的是：有些丧心病狂者竟用工业酒精兑成白酒，甚至用毒性更大的甲醇制成假酒。

（3）酒精的代谢：酒精经胃肠道吸收，主要在肝脏中代谢，转化为乙醛，然后又经多种酶系统进一步转化为乙酸，再分解为水和二氧化碳。

（4）酒精的需要量：人体对酒精无生理需要量。各国学者一致建议，预防乳腺癌最有效的膳食方法之一是不饮酒。美国一项研究指出，30年前饮酒而以后停止饮酒者的乳腺癌危险性增加程度与持续饮酒者相同。且既往饮酒者乳腺癌的危险性也增高。

因此，女性远离酒精才能远离乳腺癌。有饮酒习惯者也应停止再饮酒，或限制饮酒：男性以每天20毫升，女性10毫升为限。因为乳腺癌的危险性与酒精剂量呈正比关系，饮酒剂量越大，饮酒时间越长，患乳腺癌的危险性也就越大。

2. 女性多吃胡萝卜素和维生素C能远离乳腺癌

以美国护士为研究对象的一项大规模（1439例）研究表明：摄入具有维生素A活性的类胡萝卜素较多者，患乳腺癌的危险性明显降低。新加坡和俄罗斯的研究证实摄入类胡萝卜素对绝经前、后的乳腺癌有显著的保护作用。摄入β-胡萝卜素较多的女性死于乳腺癌的危险性显著降低。

许多研究也证实，摄入维生素C含量较多的蔬菜和水果，也能够降低乳腺癌的发病率和死亡率。

美国于1989年的全国健康访问调查结果显示，类胡萝卜素和维生素C的摄入量与蔬菜和水果的摄入量高度相等，因此，这两种营养的摄取量可用作表示蔬菜和水果中多种成分总的防癌能力的标志。

（1）来源

①β-胡萝卜素。主要存在于橙色蔬菜、水果及深绿色菜叶中，如胡萝卜、甘薯、南瓜、倭瓜、甜瓜、杏、芒果、甘蓝、菠菜、苜蓿、豌豆苗、红心甜薯、辣椒、冬苋菜及柿子等。植物中的β-胡萝卜素，吸收率很低，用水煮和生食，均不如用油炒后再食的吸收率高。胡萝卜素的吸收，必须有胆汁的存在，吸收后很快在肠黏膜内分

解为维生素 A，然后即可被运输、储存和利用。

②维生素 C。主要存在于蔬菜、块茎和乳汁（包括母乳）中，如甘蓝、卷心菜、辣椒、番茄、南瓜、马铃薯、木薯、芋头、柑橘、芒果、番木瓜、香蕉、草莓、甜瓜、油菜、葡萄柚和柿子等新鲜水果。维生素 C 溶于水，不溶于脂肪，对光、热、碱、氧气很敏感，尤其是铜，对其有破坏作用。但在酸性环境中对热相当稳定。含维生素 C 的蔬菜，最好生食或趁新鲜时食用，应避免用铜锅炒菜，以防大量的维生素 C 受到破坏。

（2）功能

①类胡萝卜素。一些类胡萝卜素在体内被转化成为生长、发育和组织分化所必需的维生素 A。此外，还具有抗氧化作用，使自由基灭活。

②维生素 C。维生素 C 是抗氧化防御系统的重要组成成分。能保护身体免受自由基的伤害。

（3）需要量

①世界卫生组织（WHO）提出的维生素 A 的安全水平（正常储备需要量的上限），11 ～ 15 岁的女性为 500 微克 / 日。但迄今尚无单独关于类胡萝卜素的推荐量。

②世界卫生组织（WHO）提出维生素 C 的推荐营养摄入量，11 ～ 50 岁（未分男女）为 30 毫克 / 日，估计膳食摄入量为 100 毫克 / 日。当摄入量超过此量（特别超过 200 毫克 / 日）时，大部分维生素 C 随尿排出体外。

3. 女性坚持体力活动能预防乳腺癌

科学家追踪了 2622 名前大学女运动员与 2776 名非运动员以后患乳腺癌的危险性。经过多种因素分析，非运动员的乳腺癌发病率比运动员高 80%。尽管前运动员一般身材较高和较瘦，但在控制了 BMI［体质（重）指数］后，体力活动与乳腺癌的相关性并未改变。

美国科学家追踪研究表明，从事低体力活动的职工女性患乳腺癌的危险性明显增高。每月从事 38 小时以上体育锻炼的女性比不锻炼的女性患乳腺癌的危险性明显降低，并有一定的活动量 - 反应关系，即随着每日体育锻炼时间的增加，患乳腺癌的危险性会随之降低。在有生育史的女性中，体育锻炼对女性保护性作用更为明显。

动物实验也证明体力活动对乳腺癌有预防作用，体力活动显然与生育因素（如月经初潮和绝经年龄）有关。因为体力活动较强者可降低体内雌激素水平。

因此，体力活动能预防乳腺癌是通过一种降低雌激素水平的生物学途径。研究表明,体育锻炼及职业性体力活动都有保护作用,能够预防乳腺癌，特别是能预防绝经后的乳腺癌。

你是乳腺癌危险人群吗？请对号：

你的月经初潮年龄在 12 岁以前吗？

你自幼就是二手烟的受害者吗？

你的家族里有乳腺癌患者吗？

你的青春期发育特别快吗？

你成年以后身材高大吗？

你从来就未生育过吗？

你是高龄初产者吗？

你从未授过乳吗？

你吸烟饮酒吗？

你已超重吗？

你绝经晚吗？

有充分证据表明,上述 11 种因素都是罹患乳腺癌的危险因素。

经常性的体力活动，使体重维持在建议的正常范围内，是预防乳腺癌最有效的方法之一。体力活动是指凡能消耗能量的任何一种身体活动，如走路、爬楼梯、骑自行车、游泳、打球、清洁房间、跳舞、坐位健身操等。国际防癌守则建议：最好每天快步走1小时，每周游泳或慢走1小时。

（1）走路的要求

①后腿离地时要以脚掌用力蹬地，向前迈时，脚尖直指前方。

②膝关节尽量伸直，身体稍向前倾。

③挺胸收腹。

④两眼平视。

⑤两臂前后摆动要自然、有力，并与步伐协调一致。

⑥步伐要均匀，呼吸要自然，步伐和呼吸的频率要保持协调。

（2）走路的速度

①慢步走。每小时3～4千米，每分钟60～90步，每次30～40分钟。

②快步走。每小时5～7千米，每分钟90～120步，每次30～40分钟。

无论是慢步走，还是快步走，都应遵循循序渐进、量力而行的原则。上班族的女士们，可以上班时提前两站下车，步行20分钟的路，下班回家时可以提前一站下车，再步行10分钟的路。退休族的女性们，每天陪丈夫在人行道上，在公园里步行30分钟。年老体弱者，每天两次各花15分钟清理房间。

每周走5～6次，也许不会立即感到它的好处，但从长远看有规律的走路可以起到预防多种疾病的作用。

（3）走路的预防作用

①可预防乳腺癌。有11%～30%的乳腺癌是由肥胖引发的，而体力活动可以控制体重，减掉体内脂肪，从而降低内源性雌激素水平；

②可降低 50% 的心脏病的发病率。走路可增强心肌收缩力，降低血压，增加高密度脂蛋白（好胆固醇）含量，降低血液黏度；

③可降低 40% 的中风率。走路除能降低血压和低密度脂蛋白（坏胆固醇）外，还能增强血管弹性，改善血液循环；

④防止发胖。走路可以消耗能量，加速新陈代谢；

⑤减肥。长期坚持走路是减肥的好方法；

⑥可防治 2 型糖尿病。走路可防止肥胖，控制体重，减少胰岛素用量并能促进胰岛素分泌；

⑦可防治骨质疏松。走路可增加骨密度和骨质量，再适当摄取含钙食物，可降低 30% 的骨质疏松；

⑧增强心理卫生。走路可以直接影响脑内激素的平衡，在大自然中走路具有神奇的安定力量，令人像回到母亲怀抱那样的安详。

当然，也可以做其他体力活动，但每天半小时只是最小的推荐量，参与体力活动的时间越长，身体就会越健康，预防乳腺癌的作用也就越大。体力活动一举多得也。

4．多喝绿茶能预防乳腺癌

茶是世界上历史最悠久、饮用人口最多的饮品，除了因具有特殊的香味而广受青睐外，近年来，关于茶的各种保健功能的研究也越来越多。

早在 1992 年，美国大规模的护士队列研究报道，每天喝茶 4 杯以上与每天喝茶 1 杯或少于 1 杯者相比，喝茶者对乳腺癌有中等程度的保护作用。

最近日本一项调查发现，多喝绿茶者比不喝绿茶的人活到 84 岁的可能性高。分析指出，这可能与绿茶有防癌及预防心脏病的效果有关。

日本的琦玉县立癌症中心研究所，针对琦玉县内 40 岁以上的 8552 人，进行长达 11 年的大规模追踪调查发现以下结果：

每天喝绿茶 10 杯以上的人比每天喝 3 杯以下的人，活到 84 岁（日本女性的平均寿命）的可能性大。

日本女性每天喝 10 杯以上绿茶，活到 84 岁者为 69%，而每天喝 3 杯以下绿茶，活到 84 岁者为 59%。

研究指出，长寿的原因，可能与绿茶含有预防心脏病的物质有关，而癌症与心脏病又占日本人死因的近半数。

凯斯威斯登保留区大学研究人员，最近总结绿茶的研究结果指出，喝绿茶的风气在亚洲特别盛行，而亚洲罹患皮肤癌的病例向来比西方少很多，是由于绿茶含有抗氧化药，已知能防老鼠皮肤癌，这对人也有同样效果。

先前的研究显示，绿茶所含的茶多酚可以杀死癌细胞，甚至可能限制肿瘤四周血管的生长而抑制肿瘤长大。

学者林仁混研究茶叶防癌多年，发现茶叶中的茶多酚成分是防癌功臣。其中绿茶属未发酵，它所含的茶多酚包括 6 种儿茶素，其中以 EGCG 含量最高，生物活性最强；而红茶属于发酵茶，它所含的茶多酚以 TF-3 为代表。

科学家指出，细胞中的活性氧是致癌因子，而绿茶中的 EGCG 和红茶中的 TF-3 都有抑制活性氧的活性，甚至有捕捉活性氧的能力。

此外，茶叶中的茶多酚有抑制癌细胞增殖和细胞生长作用的酶，这些酶负责传递癌细胞分化或转移的信息，一旦信息被茶多酚阻断，癌细胞的生长增殖都会受到抑制。

研究人员认为，茶的防癌功效几乎具有全方位的特点，对预防胃癌、肠癌、前列腺癌、乳腺癌、皮肤癌等多种癌症都有具体证据。

归纳近 20 年来有关茶的生化药理研究，茶有以下抗癌作用：

①抗氧化作用；②抗细胞增生作用；③抗发炎作用；④抗过敏作用；⑤抗血脂增高（降血脂）作用；⑥抗致癌作用（消除致癌因子）；⑦抗化学药物治疗癌症不良反应；⑧有诱导细胞凋亡作用；⑨有减肥作用；⑩抗癌细胞分化作用。

美国科学家认为，喝绿茶防癌的认知，可以百分百的成立。每天每人能喝 4 杯绿茶，能大大降低乳腺癌的发病率和死亡率，可以延年益寿。喝绿茶，有百益而无一害，防癌不可一日无茶。

5. 多摄取维生素 D 能预防乳腺癌

1992 年，一项前瞻性研究发现，诊断乳腺癌前进行血清维生素 D 含量测定，结果发现，血清维生素 D 水平高与乳腺癌危验性降低有相关关系。

乳腺癌发生有地理分布，科学家认为缺少阳光照射而导致维生素 D 缺乏，这可能是乳腺癌发生的危险因素。

生态学研究发现，一个地区的乳腺癌死亡率与当地日照强度呈负相关，即乳腺癌患者接受日光照射时间越短，其死亡率越高，而接受日光照射时间长的地区乳腺癌的发病率与死亡率也随之降低。

动物实验数据也表明缺钙和缺乏维生素 D 都可能在乳腺癌的病因中起一定作用。由于人的乳腺癌细胞上有维生素 D 受体，所以给予维生素 D 可以预防乳腺癌的发生。

美国科学家用维生素 D 合成 4 种不同的药物，分别注入两组实验鼠体内，经 28 周的观察，结果发现，用维生素 D 合成的药物，预防实验性肿瘤有效率可达 28%。该实验结果证实用维生素 D 合成的药物可以防治癌症。

美国学者研究认为，在居家环境或工作环境中经常接受日光照射，可以减少乳腺癌和大肠癌的死亡率。科学家发现，在阳光充足的州中，有更多的患者死于皮肤癌，但阳光充足的地区，死于其他癌症的患者却明显减少。而且在户外阳光充足环境中工作的人员，患乳腺癌和大肠癌的人数明显减少。

维生素 D 和钙一直被认为是预防乳腺癌的营养成分。而补充维生素 D 的最简捷的办法，就是挽起袖子，将皮肤暴露于阳光下照射，随着皮肤颜色的加深，便有足够的维生素 D 生成而进入体内。所以，女性经常晒太阳不仅可以预防乳腺癌，还能预防大肠癌和骨质疏松。

6. 从小喝牛奶的女性能预防中年后乳腺癌

最近，挪威科学家追踪考证挪威近 5 万名女性自幼至大长期喝牛奶的人群，结果发现，自幼喝牛奶的女性，于 34 ～ 39 岁之间罹患乳腺癌的危险性降低，而年龄在 40 ～ 49 岁之间再开始喝牛奶这种保护性作用却不明显。

在女性饮酒、年龄较大、体重超重、受教育程度较低以及体力活动减少的人群中，喝牛奶的女性罹患乳腺癌的危险性明显低于不喝牛奶的女性。

科学家已经证明，牛奶中结合的亚油酸是动物的抗癌物质，它可以抑制化学物质诱发动物乳腺癌，也能抑制人类乳腺癌细胞的生成。

科学家建议，自幼喝牛奶长大后能预防乳腺癌，成年后每天喝半升（500 毫升）以上牛奶或脱脂牛奶，也能预防乳腺癌的发生。而牛奶中的钙质对女性和所有人都有防治骨质疏松症的效果。牛奶中的维生素 D 也有预防乳腺癌的作用。

挪威一项调查研究发现，每天喝 3 杯以上牛奶的女性患乳腺癌的危险性是不喝牛奶女性的一半。

因此，女性一生中都需要喝牛奶，不仅能防癌也有利于健康长寿。

7. 食谱金字塔有利于预防乳腺癌

美国星媒体文章，介绍了食品金字塔图表，此图表综合了各种食品，成为2岁以上人群每日食谱。

金字塔结构把食品分为几个部分，每一部分处在一个特定的层次上。层次并不决定每部分食品的重要性，而是每日所允许的数量。所有的食品都是必不可少的，在它们总体上形成了平衡、营养和健康的食谱。

需要着重指出的是，食谱中处在同一部分的不同食物都是最基本的，因为尽管它们属于相同的层次，但每种食品都会发挥各自的作用。如在蔬菜一类中，光吃西红柿是不够的。

按着金字塔的建议进食，可以获得每日活动中人体和大脑思维所需要的能量和营养。

如果将食谱金字塔的每日数量之和确定为20个份额，那么各层次的份额如下。

（1）最底层：提供碳水化合物和其他基本元素。如玉米、米饭、面包及面条等。每日食谱建议量为5～10个份额。

（2）第二层：主要提供矿物质、维生素和纤维素。主要是新鲜蔬菜和水果。每日食谱建议量为：蔬菜为2～4个份额；水果为1～3个份额。

（3）第三层：主要提供钙、铁、蛋白质和其他最基本的矿物质。主要是牛奶及奶制品、家禽肉、牛羊肉、鸡蛋等。每日食谱建议量为：2～3个份额。

（4）顶尖一层：主要提供饭后甜食、奶油、汽水、各种食用油、脂肪和调味品等。这些食品味道很丰富，但其营养并不多，而热能却很高，因此要适可而止（图23）。

自幼年起保持平衡膳食，不仅有利于身体健康，还可防止月经初潮年龄提前，从而又可降低成年人乳腺癌的危险性。青春早期限制营养，又可大大降低乳腺癌的发病率。

最近，报道挪威一项从出生开始列队研究，这些人在第二次世界大战期间曾经历过一次饥荒。1930～1932 年出生的女孩在饥荒时正值月经初潮年龄。

结果这组人群乳腺癌死亡率比一般人群低 13%。这项研究提供的强有力的证据表明，性成熟期的膳食，对以后乳腺癌的发生有重要影响。

因此，自幼年期起，按食谱金字塔建议进行膳食，可以避免营养过剩，可防止女孩性早熟，自然可防止以后患乳腺癌的几率。

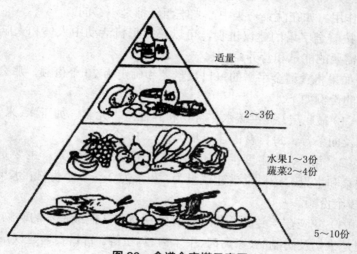

适量

2～3份

水果1～3份
蔬菜2～4份

5～10份

图 23　食谱金字塔示意图

饮食结构的改变，不仅影响健康，也影响遗传基因。日本大肠癌的发病率特别低，原以为是受基因的保护，但是这一代人改变饮食以后，日本大肠癌的发病率从 15/10 万上升到 40/10 万，住在夏威夷的日本人大肠癌发病率高达 100/10 万。

因此，改变饮食不仅可以降低大肠癌的发病率，也能改变女孩的月经初潮年龄，这有利于预防以后乳腺癌的发生。

8. 女性多吃豆制品能预防乳腺癌

摄入较多黄豆制品的素食者患癌症（包括乳腺癌）的危险性显著降低。摄入黄豆类食品较多的日本女性癌症（包括乳腺癌）的发病率也较低。而乳腺癌患者和吃杂食的女性，尿中木酚素含量较低。

欧美科学家研究证实，黄豆有预防各种癌症的作用，而没有促癌作用的报道。实验表明，摄人中等量的黄豆类食品（含异黄酮45毫克/日），可使月经周期延长，特别是卵泡期延长。在女性一生中，月经周期延长和周期次数减少，可使女性在周期中段减少内源性雌激素水平的机会。日本女性乳腺癌发病率低，其平均月经周期比西方女性延长 4～6 天。

异黄酮和木酚素主要存在于大豆、全谷类食品、各种种子以及含粒的浆果中。

异黄酮和木酚素不仅具有植物性雌激素的作用，还有抗氧化、抑制细胞分裂的作用，并同时具有雌激素与"抗雌素"的效应。其刺激乳房细胞受体的强度，仅为动物性雌激素的 0.1%，所以只会作用于特定的组织，而没有动物性雌激素可能引起乳腺癌和子宫内膜癌的副作用。

实验也证明，异黄酮注入癌组织内，可加速癌细胞凋亡，同时也可阻止癌细胞浸润和扩散。

植物雌激素与人工合成的雌激素拮抗药他莫昔芬在结构上很相似，而雌激素拮抗药已成功地用于乳腺癌的治疗。

目前，科学家正在评价植物雌激素作为一种防癌药的作用。现已发现，有96种植物含植物雌激素最高，其中豆类中的黄豆、黑豆、豆肠、素鸡，豆荚类中的毛豆、甜豆、豌豆、四季豆，芹菜，花椰菜等。

每天只要进食 52 克豆腐（相当于 1 块板豆腐）或 1 杯（相当于 540 毫升）豆浆，就能摄取 30 毫克异黄酮。成年女性多吃豆制品能够预防乳腺癌，已被科学家所证实。儿童时期的女孩子多吃豆制品，也可能推迟月经初潮年龄，延长月经周期和减少周期次数，有利于成年后降低乳腺癌的危险性。

9．女性减轻体重能预防乳腺癌

要成功控制体重，与其借助减肥药物、机器、保健品，不如回归到对饮食的调理上，通过正确的饮食方法、适当运动，加上决心和毅力，不单标准体重指日可待，保持固定体重也可预期，一般人减掉 10 千克，根本不用吃减肥药。现介绍减肥处方如下。

（1）饮食递减法：即将一天饮食的质与量，随一天的时间递减：① 将所有热能较高的食物，如果想吃，就集中在早餐时进食；② 进食顺序应遵守："菜、肉、汤、饭"的次序；③ 中餐正常；④ 晚餐应吃得清淡，如烫青菜、番茄、豆腐汤等；⑤ 睡前 4 小时绝对不进食；⑥ 每晚 9 ～ 10 时，运动 1 小时，如摇呼啦圈或阶梯运动，出一身热汗再洗澡；⑦ 每周有一天身体大清除，吃白萝卜牛肉排骨汤，以助消化排便；⑧ 减肥应持之以恒，每月减重 0.5 ～ 1.0 千克为宜；⑨ 空腹时可吃水果。

（2）细嚼慢咽法：本法适用于分娩后的女性或肥胖女性者。分娩后的女性，胃口极佳，应注意节食。以防体重直线上升而肥胖下去。因为食物入口之后，血糖即会升高，大脑中枢神经随即发出停食的信号，若保持一口食物嚼食 20 ～ 30 次的习惯，放慢进食速度，可以非常有效地控制食量，有助于减肥。

（3）食物筛选法：自觉遵守低热能、低脂肪、低盐、高纤维素的饮食原则。

① 控制高糖食物。如糕点、蜜饯、精粉、饼干、面包、鲜枣、土豆、香蕉、梨、鲜荔枝、啤酒、柑橘、葡萄、柿子、桃、李子、

山药、干果、薯干、粉丝、菱粉等。

② 多吃低热能食物。如鲜菇、魔芋、绿豆、薏苡仁、燕麦、荞麦、小白菜、菠菜、生菜、豌豆苗、大白菜、龙须菜、芹菜、莴苣、苤蓝、黄瓜、南瓜、苦瓜、西葫芦、茄子、西红柿、绿豆芽、鲜豆荚、空心菜、韭菜、油菜、荠菜、包心菜、大葱、丝瓜、西瓜、青椒、香芋、白萝卜、茭白、胡萝卜、洋葱、蒜头、香椿、蒜苗等。

③ 控制高脂肪食物。如食油、花生米、核桃仁、杏仁、芝麻酱、五花肉、火腿、干奶酪、黄油、烤鸭、炸鸡、扣肉、红烧肉、肝尖、肥肉等。

④ 选用优质蛋白质食物。如大豆及豆制品、奶制品、瘦肉、海产品等。

膳食中的脂肪对乳腺癌的任何一种作用都不大可能是直接的。如高脂肪膳食可导致体重增加或肥胖，而肥胖是绝经后乳腺癌的危险因素。女性在妊娠期间体重迅速增加，将增加更年期后患乳腺癌的危险。如果女性在产后仍不能降低体重，其乳腺癌的危险性更大。妊娠期间体重增加 17 千克以上者，更年期后患乳腺癌的危险比其他孕妇高 40%。

女性在更年期后过胖患乳腺癌的危险性更大，这是脂肪组织产生大量雌激素所惹的祸。

因此，女性在一生中都有患乳腺癌的危险，只有一生防止肥胖，才有预防乳腺癌的可能性。

10．不吸烟能预防乳腺癌

近年来，因吸烟而引发的乳腺癌呈现逐年上升的趋势，长期在二手烟环境中生活的女性罹患乳腺癌的概率比一般人高 2.6 倍。因此，吸烟者戒烟，女性不吸烟，自远离二手烟，才能有效地预防乳腺癌上身，戒烟方法有以下几种。

（1）认知戒烟法：吸烟有百害而无一利，是多种癌症的元凶，对自己及周围的人身心健康危害极大。90% 的肺癌患者有吸烟史，吸烟还可引发口腔癌、咽癌、喉癌、食管癌、乳腺癌等，也是引发心血管疾病的原因之一。吸烟者，为了自己和他人的健康，应当树立起戒烟的决心和信心。吸烟者，应当注意公德、文明和礼貌，注意维护家人、朋友和周围人群健康权益。

（2）厌恶戒烟法：吸烟者以每秒钟吸一口烟的速度将烟吸入肺部，使尼古丁大量吸入后而产生毒性作用，如头晕、恶心、头痛、头胀，呼吸急促，心率增快等，然后再去室外呼吸新鲜空气，对吸烟前后进行对比，以同样方法继续吸烟，直到不想再吸，看到烟就有厌恶感为止。一般说此法连续进行 2～4 次，便可戒掉烟瘾。

（3）系统戒烟法：很多吸烟者往往是在不意识状态下吸烟，所以，应在吸烟前，制订一个吸烟计划：即每天要吸多少烟，每支香烟要吸多长时间，将不意识吸烟转变为有意识吸烟。在吸烟的习惯行为中，逐渐减少每天的吸烟支数，逐渐延长吸烟的间隔时间，利用不断递减方法，使吸烟量不断减少，吸烟间隔不断递增，最后达到停止吸烟。

（4）消除环境戒烟法：很多吸烟者吸烟往往与一定的生活、环境、情绪和习惯联系在一起。因此，要消除或控制与吸烟有关的环境。例如，在饭后或睡前有吸烟习惯者，在此时改为散步或嚼戒烟口香糖；如工作时有吸烟习惯者，在身边不要放烟，改为饮绿茶，还可防癌；在办公室桌子上放个警告牌：请勿敬烟。

（5）家庭戒烟法：丈夫和孩子可以作戒烟者的监督人，帮助吸烟者戒烟，如共同看电视，讲故事，做游戏，下棋等，杜绝吸烟的氛围。

（6）医生咨询戒烟法：烟瘾大者，可向医生咨询，往往医生 5 分钟的开导，胜过几种戒烟方法，经济而有效，您不妨试试。

（7）药物戒烟法：美国曾研究一种新药，称为"Zyban"（直盼）的戒烟药，不但能协助普通烟民戒烟，就连积习难改的"老烟枪"

服药后，戒烟成功率也翻了好几翻。

戒烟的第一周是关键期，因为尼古丁的戒断症候群，在戒烟2～3天后相继出现，戒烟后第一周如能安然度过，便可望戒烟成功。

其实，吸烟就是一种行为习惯，若想戒烟，首先要有强烈的动机，下定决心去改变；其次，要针对生理上和心理上的依赖加以克服，才有较高的成功概率。

11．不饮酒是预防乳腺癌的最好方法

有资料表明，遵守四大要素，即以植物为基础的膳食、避免饮酒、保持推荐的身体重量和经常性的体力活动，可以使乳腺癌的发病率降低 33%～50%。

任何一位女性，一生中都有可能罹患乳腺癌，而饮酒者将会显著增加患乳腺癌的危险性，因此，女性应避免饮酒，饮酒的女性也应戒酒。戒酒方法有以下几种。

（1）认知戒酒法：人体对酒精没有生理需要，无论饮什么样的名贵酒，无论酒精含量是多少，也不论饮多少，对人体都是多余的，且有害无益。有人认为少量饮酒能使血管扩张，有利于促进血液循环，故宣称饮酒有益健康，实际上并无科学依据，只是酒业生产厂商的需要。

女性饮酒，不但易患乳腺癌，还和男性一样，会增加口腔癌、咽喉癌、食管癌、胃癌，肝癌，大肠癌等多种癌症的发病率。此外，女性饮酒，还会影响胎儿、婴幼儿的生长、发育，甚至使其致畸、致残。因此，女性要重新认识饮酒对人体的危害，饮酒和吸烟一样，有百害而无一利。

科学家提醒女性，饮酒会增加患乳腺癌的危险性，且有剂量-反应关系。少量、适量饮酒，经年累月，积少成多，总有一天会达到易引发乳腺癌的剂量。

（2）厌恶戒酒法：对嗜酒成瘾的女性，在饮酒时，给自己加一个最恶心的刺激，如一个最不喜欢吃的菜，或最不愿意闻的味，或在酒里加一点颜色，使之对酒产生厌恶反应，以消除饮酒欲望。

（3）家庭戒酒法：女性饮酒者，很少在家中独自饮酒，往往常与丈夫或家人共饮。所以戒酒的最好环境是家庭。全家人都要认清饮酒的危害，树立戒酒的决心和信心，全家人都不饮酒，制造一个戒酒的家庭氛围，用亲情和爱戴去解除饮酒者的心理疾病。

（4）药物戒酒法：美国曾发现用一种止吐的老药治疗酒精中毒效果极佳，这种药为 Ondansetron。因为酒精中毒者脑中的血清素及多巴胺失去平衡，而使酒精中毒者对酒无法自拔。而这种老药能控制血清素与多巴胺互相作用，每两天服 4 毫克效果最好，可使 70% 的饮酒者戒酒。

（5）医生咨询戒酒法：对饮酒成瘾者，应请医生协助戒酒，医生会向饮酒者讲解酒精的代谢、毒性、危害及防治方法，会增强饮酒者戒酒的决心和动机，有利于戒酒。

12. 青春期前后多运动日后不易患乳腺癌

国际儿科组织提出的青春期前后儿童体力活动指南是：每天参加体力活动，且活动形式应融合在家庭、学校和社区的各种活动中，其中包括玩耍、游戏、体育运动、工作、出行、消闲。每周从事体力活动 3 次以上，每次 20 分钟以上，以中等强度至较大强度的体育运动为宜。

美国国家运动和体育教育学会为小学生制定的活动指南是：每天或几乎每天参加 30 ～ 60 分钟与年龄及发育相适应的体力活动；鼓励孩子们，每天累积 60 分钟乃至几小时的体力活动；在这些体力活动中包括至少持续 10 ～ 15 分钟的中等至较大强度的运动；这种运动性质应为中等度与大强度运动的交替进行，并有短时间的休息和恢复间歇；儿童不应有很长的不活动时间。

台北体育学院研究发现，青春期前后从事有规律性耐力性运动，可以控制脂肪细胞的数量，增强心肺功能，以减少日后发胖的概率。因为发育期间的体育活动可以强化肌力，有利于控制脂肪细胞数量，只要脂肪细胞数量不多，日后尽管往横的方向发展，但伸缩空间有限而不会肥胖。

儿童能量的摄入主要取决于体力活动的程度。能量摄入与体力活动的能量消耗之差，即是过多的能量，由于过多的能量，才导致儿童加速生长或超重，所以使女孩月经初潮年龄提前。

青春期前后多运动，可以消耗更多的能量，生长发育变慢，从而推迟月经初潮年龄，可以降低乳腺癌和子宫内膜癌的危险性。

同时，体内控制了脂肪细胞数量，也减少了雌激素水平，不仅不易患乳腺癌，而且还会降低其他多种癌症的发病率。

我国小学生学习负担过重，不仅要完成课堂作业，还要完成课外作业，双休日又要参加多种学习班，很难保证30～60分钟的体力活动，更做不到中等至较大强度的运动。

我国已有8千万肥胖女孩，有的上小学二年级已有了月经初潮，这将是导致我国乳腺癌发病率上升的隐患。应引起全社会的高度重视，采取积极预防措施是当务之急，也是百年大计。

预防乳腺癌，应从童年开始，少吃动物性脂肪、蛋白质，多吃水果和蔬菜，多参加体力活动是最有效的方法。

13．改变饮食习惯能预防乳腺癌

研究表明，女性吃红肉（猪肉、牛肉、羊肉）多患乳腺癌的危险性增高，并不是红肉中的蛋白质和脂肪的作用，而是肉中含有很多致癌物。目前，已发现约有200种，其中，很多具有致癌活性，并在人类生活的环境中出现。

3,4-苯并芘是多环芳烃类化合物中的一种主要的食品污染物质。减少食物中的3,4-苯并芘，不仅能预防乳腺癌，也能预防肺癌等其他癌症，改变饮食习惯可以减少 3,4- 苯并芘的产生。其方法如下：

（1）避免用急火炒菜。因为锅里的油热得腾腾欲燃时，冒出来的烟雾中，含有大量 3,4- 苯并芘等致癌物质，应改为小火慢炒，或用蒸、煮、炖、焖的方法烹调食物。

（2）厨房里应安装抽油烟机，可大大减少室内空气污染。

（3）将抽油烟机的高度由 70 厘米降至 50 厘米，则油烟危害可大幅度下降，甚至测不出污染物。

（4）降低炒菜温度。无论使用猪油、花生油、沙拉油还是玉米油、葵花油均不应超过 200℃，可显著减少 3，4- 苯并芘的产生。用超过 200℃的猛火烹调肉类，如猪肉、牛肉、羊肉、鱼肉、家禽肉都会释放出高度危险的致癌物质；当火力高达 250℃时，释放出的致癌物质会增加 3 倍；生肉中不含这种致癌物质。只有在 200℃以上的温度煸炒或烧烤肉类，才会使肉类里的氨基酸和肌酸转化为杂环胺类致癌物，所幸这些致癌物质在肉类中含量不高，每周食用这种肉类不宜超过 4 次。

（5）在烤肉之前只要将肉类放入微波炉焗 2 分钟，杂环胺致癌物质便可减少 90%。低温煮熟的肉类，杂环胺致癌物含量也很低。

（6）切记，牛奶、禽蛋、豆腐及动物内脏加热后不产生杂环胺致癌物质，可以放心地吃。

14. 每天 5 蔬果，乳腺癌远离我

全世界每年大约有 700 万人罹患癌症，而其中有 60% ～ 70% 的癌症是可以预防的，这当中有 30% ～ 40% 的癌症可用调整饮食、增体力活动及减轻体重来预防，如乳腺癌等。

根据多年研究证实改变饮食及生活习惯可以有效的预防癌症。美国自 1991 年推出"5 a Day，Cancer Away"（天天 5 蔬果，

癌症远离我）饮食防癌运动以来，5 年以后，美国癌症发病率每年下降 0.7%，癌症死亡率每年下降 0.5%。目前，欧洲、澳洲、中国都在积极紧跟照办。

科学家认为，"天天 5 蔬果，癌症远离我"，就是减少脂肪的摄取，因为摄取过多脂肪，与肺癌、大肠癌、胰腺癌、胆囊癌、乳腺癌、卵巢癌、子宫内膜癌及前列腺癌 8 大癌症有关，也会造成心血管疾病、肥胖症、痛风及糖尿病等"文明病"、"富贵病"。根据国外长期追踪研究证实，每天摄取 5 种蔬果，其全量由 150 克增加到 400 克，可使患癌症的风险降低 50%。

在我国台湾省仅有 30% 的人摄取 400 克以上的蔬菜，在内地，谷物是主要食物，（平均占总膳食量的 69%），而且还将盐渍蔬菜作为主食品或常用食品，结果造成盐的摄入量相当高，而蔬菜和水果摄入量远远不足 400 克，特别是北方农村春冬季均以盐渍蔬菜为主。

美国防癌学会列举的 30 种防癌蔬菜和水果如下：

（1）水果类。苹果、西洋梨、香蕉、哈密瓜、葡萄柚、柳橙、干梅、草莓、柑橘、山楂、乌梅、桃、猕猴桃、木瓜等。

（2）蔬菜类。莴苣、南瓜、绿及白花椰菜、甘蓝、青椒、胡萝卜、芹菜、洋葱、萝卜、马铃薯、菠菜、番茄、番薯、大蒜等。

乳腺癌手术治疗后，多吃胡萝卜、深色蔬菜等含类胡萝卜素多的食物，在体内会转化为维生素 A，可以预防术后复发。

切记，天天吃 5 种蔬菜和水果，可以预防 18 种癌症。因为各种蔬菜和水果中，植物化学成分各不相同，互相不能取代，所以，天天 5 种蔬菜和水果，且品种和数量越多越好。

若能每天摄取 400 ～ 800 克的蔬菜和水果，不仅能预防 18 种癌症，同时还能减少心血管疾病、痛风、高血压病、动脉硬化、肥胖、便秘等文明病，堪称是最省钱、最简便、最容易、最有效的保健方法。

15．健康用餐十守则能远离乳腺癌

有的老妇人，节衣缩食一辈子，不仅荤性食物不吃，就连新鲜蔬菜和水果也舍不得花钱去买，每天三餐不变样，米饭（馒头）就咸菜，就这样走完了人生路。

也有的女性，在家里总是打扫战场，总是捡丈夫、孩子吃剩下的残汤剩饭，打发自己。可是一到外边聚餐又总是猛吃猛饮，大鱼大肉猛吃一通，而蔬菜却一口不吃。

其实，很多人都明白，蔬菜和水果才是营养品，高纤维、低脂肪，天天 5 种蔬菜和水果，才能远离癌症和富贵病。

所以，吃饭时，先吃蔬菜再吃肉。人在饥饿的时候，食欲特别旺盛，而对满桌的美味佳肴，要有所选择，一定要先吃菜，不仅有利于消化，还能控制饮食量及能量，同时又能摄入更多的维生素。

我国台湾省癌症基金会，公布了"21 世纪健康用餐十守则"，将高纤维低脂肪健康菜端上桌，以鼓励大众"先吃蔬菜再吃肉"从而远离癌症及富贵病。

该基金会强调，预防癌症不二法门的"21 世纪健康用餐十守则"，内容如下：

（1）先吃蔬菜再吃肉。

（2）肉类蛋白豆类有。

（3）蔬菜杂粮纤维多。

（4）菇类葱蒜样样优。

（5）看见脂肪要说不。

（6）外皮肥肉要挑走。

（7）少吃烟熏和烧烤。

（8）蒸煮清炖最爽口。

（9）少碰甜食不会错。

（10）天天蔬果健康多。

乳腺癌和其他癌症一样，是一种病因十分复杂的癌症，单凭一种单一成分的蔬菜和水果，很难起到防治作用。早期的观念认为颜色越深越绿的蔬菜，价值越高。近年来研究发现，"天生我材必有用"。也就是说，所有天然食物都有它的食用价值。

对于预防癌症，最好是"大兵团作战"的战略，即每天应多元化摄取不同种类的食物，至少达到20种以上，30种更好，但很难做到。要记住，采购蔬菜时，无论喜欢与否，什么种类的蔬菜都吃吃看，不要斤斤计较吃多少"量"，其实也很难计算，也没必要精打细算，每天400克以上，不偏食，不挑食，葱、蒜、辣椒等也不能少。因为品种多，蔬菜中的营养成分及植物化合物，彼此可相辅相成，还可分散风险，又能防止"挂一漏万"。

16. 做好心灵环保能预防乳腺癌

1981年8月召开的第一届国际癌症预防大会上，各国与会科学家一致的看法是："癌症可以预防"。现代医学研究表明，癌症的发生发展与心理健康有一定关系，"情绪是癌细胞的活化剂"。美国生理学家爱尔马研究心理状态对人体健康的影响时，做了一个实验：把一支支玻璃试管插在冰水混合的容器里，温度为零摄氏度，然后收集人群在不同的心理状态下的"气水"。心平气和者，所呼出的气体变成水后是澄清、透明、无色的；心情悔恨者，所呼出的气体变成水后是蛋白色的沉淀物；心情气愤者，所呼出的气体变成水后是紫色的沉淀物。研究者把人在生气时所呼出的"生气水"注射到大白鼠身上，几分钟后，大白鼠便"气死了"。研究者认为，人生气10分钟所消耗的精力，不亚于参加一次3000米的赛跑。人在生气时，其分泌物具有毒性。爱生气的人，很难健康，很难长寿。因此，科学家告诫人们，不要生气。女性做好心灵环保，能够预防乳腺癌。有人提出以下心灵环保处方，可供参考。

（1）要有一个牢固的家庭：这一点对女性健康非常重要。夫妻双方来自不同家庭，双方性格、气质、兴趣和复杂的人际关系的影响，都不相同。人到中年，性魅力的下降、性生活失谐等，均会使婚姻、家庭出现难以美满的情况，夫妻关系不和睦对女性乳腺癌的发生有极大危害。为此，女性应做好以下几点：

① 尊重和友谊是夫妻关系的基础，只有恩爱夫妻，相敬如宾，才能有牢固的家庭。

② 要保持婚姻生活的新鲜与活力，防止产生"爱情厌倦"心理。

③ 家庭生活应丰富多彩，多举办一些有意义的活动。

④ 适时、恰当地赞美丈夫，不可总盯住丈夫的毛病不放，不可爱算总账。

⑤ 提高女性自我修养，要多点宽容，宽容是心理环保最好表现。

（2）要有一个良好的人际关系：这一点有益于女性身心健康。为此，女性应该做好以下几点：

① 要认清自己与外界的关系，加强自我修养，完善自己的人格，注重调整好自己与他人、自己与社会的关系。

② 不要放任，不要自我膨胀。

③ 多看别人长处，取长补短。

④ 对人要有礼貌热情，平等待人，多尊重，少苛求。

⑤ 适当调整"角色变化"，尽快适应新环境。

（3）要有一个泰然面对悲喜的心理：这一点可以表现出很强的适应能力。生活中的人，都可能遇到不如意的事情。为此，女性应做好以下几点：

① 要记住，应当保持幽默感，将自己的快乐与他人共享。

② 要与亲人、知己或同事沟通，接受别人帮助，指导和启发。

③ 学会放松自己，重新安排工作，休息时多参加文体活动，身体活动会对心理健康产生积极的影响。

④ 学会控制感情，转移情绪，自娱自乐，永远保持积极的情绪和平衡的心态。

⑤ 要养成坚强的意志，对生活中的大事小情，无论是成功或失败，都能以乐观、冷静、从容的态度面对。

⑥ 要具有豁达的性格，在不幸面前，既不悲观沮丧，也不怨天尤人、惶惑不安，要看到希望，把握机会，要有坚定必胜的信心。

要相信即使"山重水复疑无路，也会有柳暗花明又一村"的转机，在任何时候，你的丈夫、父母、子女、兄弟、姐妹，都是你最能获得力量的人。

17. 防止女孩性早熟能预防乳腺癌

几乎全世界的科学家都得出一个共同的结论：引发乳腺癌的危险因素，主要作用于生命早期。有充分证据表明，生长发育较早、较快、性早熟，可增加罹患乳腺癌的危险性。

过去30年，女孩在10岁左右胸部才开始隆起。而现在，在美国，有近半数的黑人女孩、15%的白人女孩在6～8岁时胸部已开始发育或有阴毛。9岁时，有77%的黑种人女孩和40%的白种人女孩已开始发育。在我国，亦有更甚者，13个月的女孩乳房增大，性早熟正以每年20%～30%的比例快速增长。更令人震惊的是，有27%的黑种人女孩和7%的白种人女孩在7岁，读小学二年级时，已进入青春期——月经初潮开始。

内分泌专家对于女孩越来越早熟感到不可思议，这么早进入青春期的原因可能有以下几种：①儿童营养过剩。孩童过胖在过去的20年里增加了1倍，肥胖可能是性早熟的主要原因。身体内脂肪过多会刺激雌激素的分泌。②环境污染。波多黎各的一项研究发现，化妆品与塑胶中的某些化学物质，可能促成性早发育，甚至早到 2 岁乳房就已开始发育，6 岁已经出现月经初潮。③ 饮食结构的改变。经常吃麦当劳和肯德基食品，易使儿童性早熟，因为鸡厂为了让鸡长快长胖，常常在鸡饲料中加一些催生催长的药物。因此，常吃炸鸡、烤鸡等鸡肉食品的孩童，也会快速长成小胖子，且性也早熟。④滥用保健品及补品。常吃保健品及补品，如鸡胚宝宝素、人参蜂王浆、蜂蜜、蜂乳、花粉制品、蚕蛹等。这些保健品中含有性激素，可能引起性早熟。⑤常吃催熟蔬果和含添加剂的食品。常吃催熟的蔬菜和水果，含锌食品及膨化小食品、饮料等，均可能引起性早熟。因此，防止女孩性早熟，不仅可以预防日后患乳腺癌，还能预防子宫内膜癌及卵巢癌。预防女孩性早熟的处方如下：

（1）自幼养成良好的饮食习惯

① 遵守低脂肪、低碳水化合物、低热能的饮食原则。像瘦肉、鱼、豆腐、豆浆、虾等食品，既可保证孩子充足的营养，又可避免孩子过早、过频地出现饥饿感。

② 每次进餐的顺序是，先吃些新鲜水果，或先喝汤，先吃蔬菜后吃肉。如白菜、芹菜、油菜、胡萝卜、黄瓜等，可产生一定的饱腹感。

③ 适当减少主食量，如米饭、面包、馒头、面条等。

④ 严格控制脂肪摄入量，如油炸食品和红肉（猪肉、牛肉、羊肉）与麦当劳、肯德基食品。

⑤ 限制甜食和零食，如糖、巧克力、甜饮料、甜点心、香蕉、葡萄、橘子、西瓜。

⑥ 不吃或少吃膨化食品或用塑胶包装的食品。

⑦ 不滥用保健食品及营养补品，不吃或少吃催熟的蔬菜和水果。

（2）自幼远离化妆品

① 自幼禁用化妆品。

② 自幼少用或不用护肤保健品。

③ 自幼不用清洁剂、杀菌剂等化学制品。

（3）加强体育锻炼

① 自幼培养有规律的生活习惯。

② 培养孩子多参与体育活动。

③ 培养孩子全面发展。

（4）关心孩子的身体发育：家长应随时观察孩子的成长、发育过程，发现异常应及时就医，咨询、纠正和治疗。

当然，月经初潮年龄部分也取决于遗传因素。不过很多研究表明，摄入高脂肪与月经初潮提前有关，适当限制高脂肪饮食，可以防止性早熟。研究表明，经常参加体育锻炼的女孩月经初潮年龄可以推迟。推迟女孩月经初潮年龄，可以降低成年后乳腺癌的风险。

18．女性多吃高纤维膳食能预防乳腺癌

1992 年美国一项最大的研究——1439 例护士健康研究表明：膳食纤维摄入量与以后发生乳腺癌有很大关系。

最近的几项研究结果也显示，各种与纤维有关的成分对乳腺癌都有类似的保护作用。增加摄入几种膳食纤维成分都有非常显著地降低患乳腺癌的危险性。

所有西方国家的膳食纤维摄入量每日 5 ～ 20 克，与中国农村每日高水平摄入量 70 ～ 80 克相比，西方国家人群每日所摄取的膳食纤维量是相当低的。而中国农村乳腺癌发病率低于城市。动物实验已证明，高纤维膳食可减少致癌物质诱发动物乳腺癌的概率。

膳食纤维素预防乳腺癌的机理，可能有以下几方面：

（1）膳食纤维包括不可溶性纤维（基本上不加变化地从肠道排出）。

（2）含有多种生物学作用的可溶性纤维。

（3）膳食纤维可减少由肠道重吸收的雌激素，而吃低脂肪高纤维膳食者血清中雌激素水平降低 36%。

（4）纤维素能够预防肥胖，降低胰岛素的敏感性，从而减少体内雌激素的水平，降低乳腺癌的发病率。

（5）纤维素食品中含有许多其他生物活性成分，如类胡萝卜素、异黄酮、木质素等，都有利于降低乳腺癌的危险性。

因此，女性，尤其乳腺癌的高危人群，应多吃富含纤维素的蔬菜、水果及粮食，才能降低乳腺癌的发病率。

19. 积极防治乳房囊性增生病能预防乳腺癌

乳房囊性增生病又称慢性囊性乳腺病（简称乳腺病）。该病是乳腺间质的良性增生。增生可发生于腺管周围并伴有大小不等的囊肿形成，或乳管囊性扩张。该病的临床表现有时与乳腺癌相混淆。因此，正确认识该病非常重要。该病的发生与卵巢功能失调有关。

（1）临床特点

① 多发。该病是女性多发病之一，发病年龄约为 25～40 岁。

② 乳房胀痛。乳房胀痛具有周期性，多在月经前开始，并逐渐加重，行经后乳房胀痛减轻或消失，大多有规律，每月 1 次，也有不是周期性者。

③ 乳房肿块。乳房肿块的特点是：

● 乳房肿块呈多发性，或发生于一侧乳房，或发生于双侧乳房，或局限于乳房的一部分，或分散于整个乳房（图 24）。

● 乳房肿块呈结节状，大小不一。

● 乳房肿块质地韧但不硬，并有囊性感。

● 乳房肿块可以推动，与皮肤和深部组织之间不粘连。

● 乳房肿块与周围的乳房组织分界不十分清楚。

● 乳房肿块于行经后可能缩小，但行经后很少增大。

● 腋窝淋巴结不肿大。

④ 病程长。患该病者病程较长，可持续几年或十几年。

⑤ 发展慢。患该病者发展慢，可于数月数年不见明显增大和进展。

⑥ 特征明显。可出现乳头溢液，呈黄绿色、或呈棕色、或呈血性，或呈无色浆液。

根据以上临床特点，对乳腺囊性增生病与乳腺癌的鉴别，并无困难。

值得注意的是，有 2% ～ 3% 的乳腺囊性增生病有恶变为乳腺癌的可能，尤其伴有上皮细胞不典型增生者恶变机会较大。

也有乳腺癌与乳腺囊性增生病同时存在的可能。因此，积极防治乳腺囊性增生病，能够预防乳腺癌。

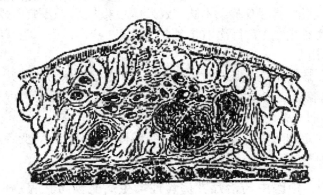

图 24 乳房囊性增生病

（2）防治

① 该病女性应坚持例行自我乳房检查，其方法如下：于每次月经后 1 周内，乳房最不丰盈时检查，更有利于发现异常变化；

直立于镜前，观察两侧乳房是否对称，乳房皮肤有无凹陷；然后平卧，一侧上肢置于头后，用另一上肢手指掌面按一定方向触摸整个乳房；如发现乳房肿块迅速增大或质地变硬时，应高度怀疑乳腺癌的可能，及早到专科医院进行全面检查。

② 该病女性应每2～3个月到专科医院进行定期复查，必要时可进行活组织检查，可早期发现乳腺癌。

③ 该病无有效治疗，多数患者发病后数月或2～3年后能自行缓解，因此诊断明确后不需治疗。

④ 用乳罩托起乳房，可减轻症状。

⑤ 中药逍遥散，每次3～9克，每日3次，口服；5%碘化钾，5毫升，每日3次，口服。以上两种药，可任选1种，都有减轻疼痛的作用。

⑥ 甲基睾丸素，5毫克，每日3次，于月经前1周内口服，或丙酸睾酮，每日25毫克，每日1次，肌内注射，共用3～4日。可软化硬结，减轻疼痛。本法可致人体激素失衡，故不宜常规应用。

⑦ 维生素E，每次100毫克，每日3次，口服，也有缓解疼痛的作用。

⑧ 该病不是乳腺癌的癌前病变，多数学者认为该病并不会恶变为乳腺癌，有些宣传是出于商家、医院卖药的需要。可不必多虑或长期吞服大量中药。

⑨ 定期随访，必要时进行活组织检查，发现有癌变者，则应按乳腺癌治疗。

20. 中医中药治疗乳房囊性增生病能预防乳腺癌

中医对乳房囊性增生病分为以下4型辨证施治。

（1）情感内伤，肝郁气滞：多见于青年女性，尤以未婚或已婚未孕育者为多。

① 临床症状。患者一侧或两侧乳房出现肿块和疼痛，乳房的

肿块和疼痛的程度随月经周期的变化而改变，一般是于月经前乳房疼痛加重，肿块增大，月经后，乳房疼痛明显减轻或缓解，肿块明显缩小。

● 伴有行经前心烦易怒，胸闷，暖气，两乳胀痛，并向肩背部放射，舌质淡，苔薄白，脉濡细涩。

② 治法。疏肝理气，散结止痛。

方药一：逍遥散合四物汤加减。

组成：柴胡9克，香附9克，八月札12克，青皮6克，陈皮6克，当归12克，白芍12克，川芎9克，橘叶、橘络各4.5克，益母草30克，生甘草3克。

服法：水煎，每日1剂，分2次服。

加减：乳房疼痛剧烈者，可加炙乳香4.5克，炙没药4.5克，延胡索9克；乳房肿块质地坚硬者，可加三棱9克，莪术12克；月经量少者，可加益母草15克，丹参12克；月经提前者，可加黄精12克，女贞子12克。

方药二：逍遥散合二陈汤加减。

组成：柴胡9克，当归12克，白芍12克，制香附9克，青皮6克，陈皮6克，茯苓12克，制半夏9克，全瓜蒌12克，炙乳香4.5克，炙没药4.5克，生甘草3克。

服法：水煎，每日1剂，分2次服。

加减：大便溏薄者，减全瓜蒌，加白术12克；乳房剧痛者，可加川楝子9克，延胡索9克；月经量少者，可加益母草15克，丹参12克；月经前疼痛剧烈者，可加桃仁12克，泽兰9克。

（2）肝肾不足，冲任失调：多见于中年已婚女性。

① 临床症状。乳房出现肿块，而乳房疼痛较轻，乳房肿块和疼痛与月经周期的关系不甚密切；多有不同的月经不调，如月经提前，月经量少，可伴有腰膝酸软，耳鸣目眩，神疲乏力，舌质

淡胖，舌苔薄，脉濡细。

②治法。补益肝肾，调摄冲任。

方药：二仙汤合四物汤加减。

组成：仙茅9克，淫羊藿9克，柴胡9克，当归12克，白芍12克，熟地黄2克，锁阳12克，鹿角9克，巴戟天9克，香附9克，青皮6克。

服法：水煎，每日1剂，分2次服。

加减：乳房有囊性肿块者，可加全瓜蒌、白芥子9克；经期紊乱者，可加益母草30克，旱莲草12克；月经提前者，可加黄精12克，女贞子12克；腰膝酸软者，可加杜仲12克，川断12克；乳房疼痛者，可加制香附9克，延胡索9克；乳头溢液者，可加白花蛇舌草30克，地骨皮15克。

（3）积淤凝结，乳络受阻：多见于乳腺病、乳腺纤维性病变等女性。

①临床症状。一侧或双侧乳房出现肿块，境界不甚清楚，肿块大小与月经周期变化无明显关系，乳房肿块多无自发疼痛，可有轻度触痛。本型患者月经多正常，部分患者月经延期，舌质紫红，舌苔白薄，脉细涩或弦。

②治法。活血化瘀，软坚散结。

方药：桃红四物汤合棱莪汤加减。

组成：柴胡9克，当归15克，丹参12克，白芍12克，桃仁12克，益母草30克，三棱9克，莪术12克，牡蛎30克，茯苓12克，白术12克，土贝母30克，海藻12克，生甘草3克。

服法：水煎，每日1剂，分2次服。

加减：月经提前者，可加黄精12克，女贞子12克；乳房疼痛者，可加香附9克，延胡索9克。

（4）阳明胃热，热伤血络：多见于中年女性。

① 临床症状。乳房出现肿块，大小与数目不定，乳房疼痛，多为轻度，不向肩背部放射，乳房肿块和乳房疼痛与月经周期变化无关，乳头出现溢液，溢液为黄色、棕色或红色，舌质赤红，舌苔薄，脉细数。

② 治法。养阴清热，散结解毒。

方药：知母地黄汤合五味消毒饮加减。

组成：生地黄 30 克，牡丹皮 9 克，赤芍 9 克，旱莲草 12 克，当归 15 克，知母 12 克，白花蛇舌草 30 克，鹿衔草 30 克，半枝莲 15 克，山慈菇 12 克，蒲公英 30 克，仙鹤草 15 克。

服法：水煎，每日 1 剂，分 2 次服。

加减：腰膝酸软者，加杜仲 12 克，川断 12 克；月经提前者，加黄精 12 克，女贞子 12 克；乳房剧痛者，加炙乳香、炙没药各 4.5 克，延胡 9 克。

21. 积极防治乳房纤维腺瘤能预防乳腺癌

乳房纤维腺瘤是青年女性常见的良性肿瘤。该病的发生与卵巢功能旺盛有密切关系。

（1）临床特点：① 最多见于 18 ～ 25 岁；② 患者多无明显自觉症状，常常于更衣或洗澡时偶然发现乳房肿块；③ 纤维腺瘤常见于乳房的外上象限，呈卵圆形，多为樱桃大，表面光滑，质地坚硬；④ 乳房纤维腺瘤，约 75% 为单发，少数患者可为多发性（图25）；⑤纤维腺瘤边界清楚，与皮肤及周围组织毫无粘连，故易推动；⑥纤维腺瘤生长很慢，可能数年没有变化，也不随月经周期增大或缩小；⑦但在妊娠期纤维腺瘤可迅速增大；⑧腋窝淋巴结不肿大；⑨反复发生的纤维腺瘤有恶变的可能。

（2）防治：① 乳房纤维腺瘤虽属良性肿瘤，但有恶变的可能。因此，应采取手术治疗；②一旦确诊，应予手术切除；③切下的肿瘤必须进行病理检查，以排出恶变；④如有恶变者，应按癌症继续治疗；⑤该病应用中药治疗无效，不应盲目应用，以免增加经济负担，又延误治疗时机，后患无穷。

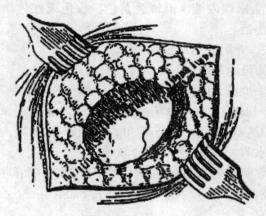

图 25　乳房纤维腺瘤

22．积极防治乳管内乳头状瘤能预防乳腺癌

乳管内乳头状瘤是乳管上皮的一种良性肿瘤，其中有 6% ～ 8% 的病例有发生恶性变的可能。该病可发生在大乳管内和中、小乳管内的乳头状瘤。在成年女性中任何年龄均可发病，以经产妇为多见。该病发生与雌激素过度刺激有关。

（1）临床特点：①该病多见于 40 ～ 50 岁的成年女性；②患者多无疼痛；③有时乳头出现血性鲜红色的溢出液；④可在乳头附近摸到樱桃大小、质地较软、易推动的肿块；⑤轻压乳房可从乳头排出血性液体；⑥肿瘤较大者可堵塞乳管，引起乳房疼痛；⑦一旦排出积血，肿块变小，乳房疼痛则消失。此种现象可反复出现（图 26）。

（2）防治：该病有恶变的可能，故应争取早期手术切除。年龄较大者，可考虑单纯乳房切除术。切下的肿瘤应进行病理检查，如发现恶变者应施行乳腺癌根治术。

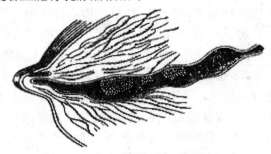

图 26　乳管内乳头状瘤

（七）乳腺癌治疗

1．手术治疗

（1）乳腺癌的手术治疗方法：目前，乳腺癌以手术治疗为主。手术治疗方法包括以下几种。①乳腺癌根治术；②乳腺癌扩大根治术；③乳腺癌改良根治术；④单纯乳房切除术；⑤保留乳房切除术。

（2）乳腺癌根治术：乳腺癌标准根治术是指将整个乳房、胸大肌、胸小肌、患侧腋窝淋巴结、锁骨下淋巴结、腹直肌旁淋巴结及癌周围 4 厘米以上皮肤、脂肪组织整块切除。

①适应证。符合国际临床分期：Ⅱ、Ⅲ期乳腺癌，肿瘤与胸大肌或其筋膜有粘连、临床腋窝淋巴结有明显肿大或胸肌间淋巴结受累，而无下列禁忌证的患者。

②禁忌证

● 全身性禁忌证。乳腺癌已有远处转移者；患者全身情况差，已出现恶病质者；伴有严重的心、肺、肝、肾功能不全者；年龄较大，体质较弱不适合手术者。

● 局部病灶禁忌证。Ⅲ期乳腺癌患者，凡有以下情况之一者，均为局部病灶的禁忌证：乳房皮肤出现橘皮样改变，超过乳房面积 50% 者；乳房皮肤出现有卫星结节者；乳腺癌直接侵犯胸壁者；胸骨旁淋巴结已肿大，且并证实有转移者；锁骨上淋巴结已肿大，并证实有转移者；患侧上肢水肿者；炎性乳腺癌者。

Ⅲ期乳腺癌患者，凡有以下情况中任何两项以上者亦为局部病灶的禁忌证：乳腺癌已破溃者；乳房皮肤橘皮样改变，占全乳房面积的 1/3 以上者；乳腺癌已与胸肌固定者；腋窝淋巴结最大直径已超过 2.5 厘米者；腋窝淋巴结或锁骨下淋巴结彼此粘连或淋巴结与皮肤或淋巴结与深部组织粘连者。

（3）乳腺癌扩大根治术：乳腺癌扩大根治术是指在乳腺癌根治术的同时，切除胸骨旁的淋巴结。

适应证。适用于原发癌，位于乳房的中央区或内侧者，尤其已有腋下淋巴结转移者。

（4）乳腺癌改良根治术：乳腺癌改良根治术是指保留胸大肌和（或）胸小肌，而其他切除范围同乳腺癌根治术的术式。

（5）功能保全性手术（小于全乳房切除保守手术）

适应证：乳腺癌肿瘤小于 4 厘米；肿瘤与皮肤、胸肌等无粘连；腋窝可以有肿大的淋巴结，但与胸壁及腋部血管、神经束无粘连；乳房必须足够大，以免术后影响外形。

（6）单纯乳房切除术

适应证：原位癌；微小癌，湿疹样乳腺癌仅限于乳头者；年老、体弱，全身情况差，不适合根治手术者；晚期乳腺癌者，作为综合治疗的一部分。

（7）保留乳房乳腺癌切除术

①适应证。乳腺单发病灶，最大径≤3 厘米；乳腺与肿瘤相比要有足够大小；行肿瘤切除术后乳腺外形无明显畸形；乳腺癌必

须位于乳晕区以外的部位；腋窝无肿大的淋巴结或单个可活动的淋巴结；无胶原血管病病史；病人愿意接受保乳手术治疗。

②禁忌证。多原发病灶，且位于乳房不同象限；钼靶摄片提示乳房内弥漫性微小钙化，伴有恶性特征；患侧乳房曾接受放射治疗；妊娠是进行乳腺放疗的绝对禁忌证，但是，可以在妊娠后期进行保乳手术，待分娩后进行放射治疗；保乳手术标本切缘阳性，经扩大切除，仍无法达到切缘阴性；胶原血管病变患者不能耐受放射治疗，被认为是保乳治疗的相对禁忌证；肿瘤大小不是保乳治疗的绝对禁忌证。

（8）乳腺癌术后常见并发症

①出血。

②皮下积液。皮下积液是指手术后手术区皮瓣与胸壁或腋腔间有液体积存。主要原因有以下几种：手术区内正常渗出液不能及时引流；手术区创面出血凝固，最后液化形成积液；局部有感染后炎性渗出，不能及时引流；损伤较大的淋巴管，形成淋巴液漏而又引流不畅；引流管拔出过早。

③皮瓣坏死。皮瓣坏死是全乳切除或根治性乳房切除术后常见的并发症。主要原因有以下几种：因肿瘤过大，切除皮肤过多。由于皮瓣过深，皮肤张力过大供血障碍，易造成切口处皮肤缺血坏死；分离皮瓣过薄或厚薄不均，损伤真皮层血液供应；术后不适当的加工包扎；皮下积液，影响皮瓣血供；术后出现严重血液循环障碍；术后失血较多，或原有严重贫血者。

④上肢水肿。上肢水肿是指乳腺癌根治术后上肢出现水肿。引起上肢水肿的主要原因有以下几种：腋窝清除范围不当，腋窝部位并发感染；腋窝静脉发炎、静脉栓塞形成。因静脉回流障碍引起者，上肢水肿多发生于术后数天，上肢迅速增粗，浅静脉扩张。因淋巴回流障碍引起者，上肢水肿多发生于术后 1 ～ 2 个月或数

月之后，上肢呈橡皮样肿胀，而静脉扩张不明显。

（9）乳腺癌患者术后的心态：由于文化程度、职业及年龄的不同，心态的变化存在着许多差异，主要的心态变化有以下几种：

①老年女性，对切除乳房，心理障碍的程度较轻，切除肿瘤除去病根，有利健康和生存，致残心理较易消除。

②文化层次低的女性，尤其已有子女者，对切除乳房，很少产生致残的心理反应，只要手术彻底，以后不会复发，今后能正常生活，容易恢复心理平衡。

③职业女性和文化水平较高者，尤其中年女性，非常关注的是癌症的严重程度，是否有转移，手术后是否能加速扩散，还能不能复发，对自己的生活和工作有没有影响等。

④中年女性，在得知手术很成功，病灶完全清除，没有转移，今后不会复发之后，她们才意识到自己已残缺不全，或已失去女性特点，或失去昔日的形象，而表现出忧虑、悲观和失落。

⑤考虑较多的是社会形象，由于形象的改变而招致同事间的异常目光或看不起，将影响工作效率和收入等。

⑥担心家庭的稳定和自己位置的改变，考虑较多的是能否通过性生活传播给丈夫，影响夫妻感情，而产生抑郁、悲观自弃和暴躁等感情变化。

乳腺癌患者的术后心理障碍，是以后治疗的大敌，不仅影响以后的放疗、化疗疗效，也影响康复治疗质量，甚至增加术后复发的概率，不可忽视。

（10）乳腺癌术后自我心理治疗：我们先来读一篇抗癌英雄是如何创造世界纪录的。

美国南达科他州的一名电气工程师，名叫詹逊，当时 62 岁。他在 30 多年以前患上了罕见的皮肤癌，并转移到骨骼和内脏。医生已断定他活不了多长。但他不屈服命运的安排，意志坚强，精神振作，与癌症进行顽强的战斗。他相继在头部、面部、颈部、手臂、胆囊等部位做过多次手术。1965年，他又接受一次大部分下颌切除术。医生告诉他，手术只有10%的生存希望，即使手术成功，生命也不会超过半年。为此，他的朋友们在手术前特为他举行一次告别宴会。然而，詹逊他不但活了下来，还比曾参加告别宴会的人活得更久。

1985年，他50岁的时候，还要再次做头部手术，他的妹妹已为他准备了后事，甚至为他安排好了葬礼。1990年，一位医生对他说，别再添置新衣服了，生命不会很长了。可是，詹逊与癌症抗争的英雄事迹，一次次打破了许多医生的预言。截至1992年，詹逊先后接受了889次手术，创造了抗癌治疗中做手术次数最多的世界纪录，这篇报道于1992年发表，詹逊还在创造纪录。

请记住，积极健康的心态，不仅使抗癌的第一治疗（手术治疗、放射治疗、化学药物治疗）发挥最大的疗效，还会使康复治疗发挥意想不到的作用。而不健康的心态，是癌细胞的激活剂，即使肿瘤被切除或已缩小或被控制，癌细胞也会复活，增殖，转移，扩大，复发。要牢记第一治疗靠医生；第二治疗（康复治疗）靠心理；战胜癌症靠意志。

80年代，日本肿瘤学家伊丹仁郎，首创"生活意义疗法"。目前，已在美国、法国、加拿大、印度等国大力推广，是值得学习的自我心理治疗方法。现介绍如下（略加修改）：

①自己做自己的主治医生，根据不同病症开出不同处方与癌症做斗争，并积极配合医生作好第一治疗。

②自己要有生活目标，活一天就要愉快地生活一天，把一切烦恼都统统抛在脑后，全身心地投入到工作，生活，家庭，社会或个人的爱好中。

③自己要为他人做些力所能及的好事，体现自我生存的价值。

④自己要有一个正确的生死观，把死看做自然现象，人有生便有死，不要在"死亡"的阴影下生存，在你的字典里（脑海里）没有这个"死"字。

⑤自己的生活要多姿多彩，全颜色、全方位，积极参加力所能及有益于身心康复的活动。

（11）乳腺癌术后自我功能锻炼：乳腺癌手术后手术侧上肢的功能锻炼，应循序渐进，并应小心防止意外拉伤，积极进行功能锻炼，可以预防患肢水肿，松解软化瘢痕组织，预防瘢痕挛缩而致患肢功能障碍。

①卧床期功能锻炼。手术后 1 ～ 3 日为卧床期。

● 手术一侧的上肢肘关节以上应限制活动，以免腋窝皮瓣活动而影响愈合，甚至导致感染。

● 手术一侧的上肢，应加强手指关节、腕关节的功能锻炼，如可多做伸指、握拳、屈腕抬腕、转腕活动。

● 可用手术一侧手掌练习握健身圈，有利于上臂肌肉活动，促进淋巴液的回流，防止上肢水肿。

②拔出引流管后功能锻炼。拔除引流管可以下床后一直到拆线之前，为拔管后功能锻炼期。

● 做手术一侧上肢抬高锻炼。患者用手术一侧手指去摸对侧肩部，或用手摸两侧耳部，应反复多次锻炼；

● 再用健侧手掌托住手术侧肘部，进行逐渐抬高锻炼，每日多次，反复练习。

③拆线后功能锻炼。此期功能锻炼至关重要，主要目的是通过锻炼恢复肩关节功能。锻炼方法如下：

● 手术一侧手掌进行向上爬墙动作，由低至高，每日锻炼多次，也可用健侧上肢协助手术侧上肢进行锻炼，或两侧上肢一前一后好似用双手走墙运动。

● 用梳子练习梳头发，每日多次。

● 双手合掌向前、向上伸直运动，每日多次。

● 双手手指交替触摸背部运动，每日多次。

● 手术一侧手臂做内旋、外旋交替运动，每日次数不限。

这些练习可以增加肩关节的活动范围，以防止瘢痕挛缩，影响手术侧上肢的日后功能恢复。

④康复期功能锻炼。手术后的康复期，仍应继续进行功能锻炼。坚持手术侧上肢爬墙运动，有利于上肢及肩关节的功能逐渐恢复正常，锻炼处方如下：

● 手术侧上肢自然下垂，五指伸直并拢。自身体前方逐渐上举至最高位置，再从身体外侧慢慢回复原位。

注意事项：上肢上举时，肘关节要伸直，动作要连贯，也可反向进行运动。

● 手术侧上肢自然下垂后，再自身体外侧向后、向内、向上伸展至极限为止。

以上各项运动锻炼，每日可进行 1～3 次，每次 20～30 分钟，应循序渐进，不可过度疲劳，恰到好处为止。

● 可在日常生活、起居中，坚持用手做拉、抬、举物体等各种负荷锻炼，以增强手术一侧上肢的肌力，有助于其功能完全恢复。

（12）乳腺癌术后体育治疗：乳腺癌患者手术后，手术一侧的肩关节功能会受到不同程度的影响。在住院期间虽经锻炼，但很难在短期内完全恢复正常。因此，出院后需继续坚持体育治疗，体育疗法（简称体疗）处方如下：

①环绕运动。每天早起和晚睡前，两脚左右分立，正抡胳膊 20～30 下，反抡胳膊 20～30 下，两臂各抡一遍，一个月为 1 个疗程，连续治疗 2～3 个疗程。

②举手运动。面对墙壁，两下肢自然分开同肩宽，距墙 50 厘

米左右。两手手掌扶墙，交替换手向上爬墙，两臂逐渐抬高，直至手术一侧上肢感到疼痛难以忍受，然后身体向墙壁俯压3～5次，再缓缓沿墙壁退下。此运动5次为一组，反复做2～3组，每天2～3次。做体育治疗时，身体不要转动，既不能后仰，也不可挺腹，动作要缓慢，要求每天举手高度都有上升，直至手术侧肩关节功能恢复正常。

③背后牵手。体位自选，身体直立，用健侧手指在背后握手术侧手指，再用健侧手臂牵拉手术侧手臂，一牵一松，反复多次，每天做2～3次。

④耸肩治疗。体位自选，取坐位或站立均可，双肩向前旋肩20～30次，再向后旋肩20～30次，每天做2～3次。

⑤伸臂治疗。两臂轮流向前伸直，逐渐用力，每次做20～30下，每天做2～3次。

⑥两手相握治疗。取立位，两手相握举起过头，然后经头后放下，每次20～30下，每天做2～3次。

⑦两臂摆动治疗。取立位，两臂用力向前、向后有节奏的摆动，每次20～30下，每天做2～3次。

（13）乳腺癌患者术后体疗的意义

①卧床期手指、腕部运动，可以增加上臂肌力，增进静脉血液和淋巴液回流，增加动脉供血，有利于皮瓣或所植皮肤的愈合。

②早期运动有利于防治手术侧上肢水肿，减少或预防瘢痕组织的形成。

③后期体育治疗，可以防治手术瘢痕挛缩而导致手术侧上肢功能障碍，增强心、肺功能，改善血液循环，加强新陈代射，并能预防肺不张、肺炎、胸水、胸腔感染及心肌梗死等。

（14）乳腺癌术后自我按摩：乳腺癌患者手术后，手术侧的上肢运动很困难，加之腋窝淋巴结被清除，淋巴管广泛地被切断，手术侧的手臂常常出现不同程度的水肿，如能早期进行自我按摩，将有助于手术侧上肢功能的恢复和水肿的消退。自我按摩处方如下（适用于男女乳腺癌患者）：

①按摩肩内俞、肩髃、肩井穴

姿势：取坐位或站位。

手法：先用健侧手的拇指罗纹面（俗称指肚）紧贴三角肌持续按揉；然后用健侧手的中指紧贴肩端前方的凹陷处，持续用力按揉，并让肩关节自由活动；再用中指按揉肩颈之间肌肉耸起处（即肩井穴），肩内俞、肩髃，每穴按揉1分钟，每天做1～2次。

作用：按揉以上3穴，可以促进肩关节外展、肩关节屈曲和旋内，并能促进肩关节伸展和旋外。

②揉肩

姿势：取坐位或站位，露出肩部。

手法：手术侧上肢自然下垂，肩部放松；用健侧上肢手掌面置于肩峰，在肩峰处至肘部之间进行揉搓，反复多次，以局部温热为度。每天做2～3次，坚持至手术侧上肢功能恢复正常。

作用：有促进肩部血液循环，有利于静脉和淋巴液回流，加速肩关节功能的恢复。

③按揉曲池、少海、小海

姿势：取坐位。手术侧上肢置于腿上，肘关节屈曲、放松。

手法：用健侧手的拇指按揉曲池、少海和小海穴，以产生酸胀感为宜。每天做1～2次，可持续治疗。

作用：加强屈肘，前臂旋后功能，以带动肩关节功能的恢复。

④揉肘

姿势：取坐位，手术侧上肢肘关节屈曲并放松。

手法：用健侧上肢手掌置于肘部，上下、前后反复揉搓，以肘部周围皮肤温热为宜。

⑤捻拔十指

姿势：姿势任选。卧、坐、立均可。

手法：用健侧手的拇、食二指，逐一捻捏、拔伸手术侧的手指。本法适用于术后卧床期的治疗。

⑥对搓双手

姿势：姿势任选。

手法：用双手掌，双手指分别相对、向手背用力互相搓动，由快而慢，搓热为宜。本法适用于术后卧床期的治疗。

⑦单手抓空

姿势：取卧位、坐位或站位均可。

手法：手术侧十指如抓物状，有节奏地向空中抓握，每日多次。本法适用于术后早期治疗。

（15）乳腺癌术后饮食调养：乳腺癌患者术前已有不同程度的营养障碍和营养素比例失调，而手术治疗又会破坏部分人体正常组织和正常细胞，降低机体的免疫功能和抗癌能力。饮食调养可以补充营养、修复损伤的组织和细胞，增强抗癌力，促进早日康复。术后饮食调养处方如下：

①乳腺癌手术后口干、口渴时，可少量多次饮温开水、果汁，如西瓜汁、苹果汁等。

②术后1～2天，可进食流质饮食，如牛奶、豆浆、米汤、藕粉、麦片粥等。

③术后3～4天，可改为半流质饮食，如米粥肉末，芝麻糊小菜、面条菜汤等。

④术后1周时，可进软食易消化的少渣食品，如鸡蛋羹、肉泥烂面条，少食油腻、多脂肪食物。

⑤拆线下床后，应保证营养的供给，以促进身体的康复，给予易消化的含高蛋白饮食，如鸡肉、鱼虾、瘦肉、豆腐，或做成小饺子、馄饨、鸡汤、鱼汤等。

⑥多吃新鲜蔬菜和水果，少吃红肉（猪肉、牛肉、羊肉），每天保持食用 200 ～ 300 克蔬菜，100 克水果，如白菜、南瓜、大蒜、胡萝卜、卷心菜、四季豆、番茄、茄子、芦笋、香菇、海参、海带、苹果、白梨、香蕉、乌梅、柑橘等。可增强抗癌能力，并能降低乳腺癌复发率。

⑦应忌烟、酒和刺激性食物。

⑧禁止食用烟熏和油炸食品，不吃剩菜剩饭。

⑨禁止食用腌制食品、腊肉、火腿、蚌肉等含致癌物质的食品。

⑩讲究烹调方法，可用蒸、煮、氽、软烧、烩、焖、炖等方法，而不宜用油炸、油煎、爆炒、凉拌等方法。

（16）乳腺癌术后药膳调养：乳腺癌手术失血的同时，也有气血亏损或气阴两伤、肝脾失调，出现面色无华或萎黄，少气懒言，疲乏无力，食纳不佳等症状。

因此，药膳的原则是健脾养胃，益气育阴，滋补肝肾。

羊奶山药汤

【材 料】羊奶 250 毫升，山药 150 克。

【做 法】先用适量水放入锅内，再加山药，文火煮沸，取山药汁与羊奶共煮至沸即可。

【食 法】每日睡前饮用 1 次。

【适用范围】术后脾胃虚弱，食纳不佳者。

人参黄芪汤

【材 料】人参 6 克，黄芪 20 克，鸡肉 150 克（去皮）。

【做 法】人参泡软切片，黄芪泡软切片，鸡肉切成细丝。人参、黄芪加水适量，煮至烂，取药液炖鸡至熟烂。

【食 法】饮汤吃鸡，每日 1 次。

【适用范围】术后食欲不振，气血虚衰者。

糖醋白菜

【材料】白菜150克，香油2克，醋、白糖、盐各适量。

【做法】白菜择洗干净，沥水，切碎。炒锅置于火上，倒入香油、白糖、盐，调匀后加热，立即下入切碎的白菜，大火翻炒，菜熟出锅盛碗。

【食法】佐餐用，不限量，宜长食。

【适用范围】乳腺癌术后，可增强食欲，防止癌症复发。

奶汁白菜

【材料】大白菜心250克，牛奶100克，高汤200克，植物油50克，精盐、味精、料酒、水淀粉、葱末各适量。

【做法】白菜心洗净，切成条，放入锅内，加水浸没白菜，煮烂。炒锅放油烧热，下葱末、料酒、高汤、精盐略炒，立即放入白菜条。开锅后加牛奶、味精炒匀，用水淀粉勾芡，淋少许香油，盛入盘内即成。

【食法】佐餐用。

【适用范围】乳腺癌术后，可消食下气，抗癌防癌，增进食欲。

橘瓣银耳羹

【材料】干银耳10克，橘瓣100克，白糖150克，水淀粉10克。

【做法】先将银耳用水浸泡发后，去杂质，洗净。锅内加水，再放入洗净的银耳，用文火炖煮，至银耳软烂，加白糖、橘瓣，最后用水淀粉勾芡，盛入碗内即成。

【食法】随意食用。

【适用范围】乳腺癌手术后，大便干燥，食欲不佳者。

冰糖扒海参

【材料】水发海参50克，冰糖20克，生姜5克，葱2根，植物油适量。

【做法】油锅烧热，放入葱姜炒香，加清水、海参，待水烧沸时，捞出海参，反复用温水冲洗，去油污及腥味，将冰糖、海参放入汤碗，加清水250毫升，隔水蒸至海参熟烂即可。

【食法】每日空腹食用1次。

【适用范围】适用于乳腺癌术后贫血者。

（22）乳腺癌术后贫血食疗：乳腺癌术中出血几乎是难免的，而术后出血又是常见的并发症之一，出血较多或出血持续时间较长，可导致贫血。因此，积极防治贫血，有利于早日康复。防治贫血的食疗处方如下。

①生血大枣粥

【材料】大枣10枚，粳米100克，冰糖少许。

【做法】先将粳米、大枣洗净，同放入锅内，用武火煮沸后转用文火炖至米烂成粥；再将冰糖放入锅内，加水少许，熬成冰糖汁；然后将冰糖汁倒入粥锅内，搅拌均匀即可。

【食法】每日早、晚食用。

②生血饺子鸡

【材料】母鸡1只，枸杞15克，桂圆50克，猪瘦肉100克，小白菜心250克，面粉150克，黄酒30毫升，味精、胡椒粉各5克，姜20克，葱白30克，盐6克。

【做法】将鸡宰杀后，去净毛，除内脏、爪，冲洗干净；枸杞子用水洗净；猪肉剁成泥；小白菜心洗净，用沸水烫后切碎；面粉用水调和，揉成包饺子的面团；葱白要洗净，一部分葱切成细末，其余切成段；姜洗净，一部分捣成姜汁，其余切成大片。将鸡放入沸水中氽一下，捞出，再用凉水冲洗后晾干水分；将枸杞子、桂圆肉、姜片、葱段放入鸡腹内，将鸡放入搪瓷碗内，加入清汤、胡椒粉、黄酒、用湿棉纸封严碗口，上笼蒸2小时左右；将猪肉泥加盐、胡椒粉、黄酒、姜汁和少许水搅拌均匀成馅；再将小白菜末和匀；面团擀皮，放肉馅，包成小饺子，煮熟；取出鸡，揭去纸，加味精调味；将鸡汤和饺子盛入碗内即可。

【食 法】食饺子、吃鸡又饮汤，每周 1 次。

③生血香枣鸡

【材 料】纯鸡肉 150 克，大枣、水发香菇各 20 克，湿淀粉 6 克，酱油、精盐、味精、料酒、白糖、葱、姜、香油、鸡清汤各适量。

【做 法】鸡肉洗净，切成鸡肉条；大枣、香菇洗净备用。将鸡肉条、香菇、大枣放入碗内，加入酱油、精盐、白糖、味精、葱、姜、料酒、鸡汤和湿淀粉拌匀，上笼蒸熟后取出，用筷子拨开，放入平盘，淋上香油即可。

【食 法】佐餐食用，每日 1 次。

④黄豆芽生血汤

【材 料】黄豆芽、猪血各 250 克，黄酒、蒜茸、葱花、姜末、味精、精盐各适量。

【做 法】黄豆芽去根洗净，猪血切成小方块，洗净备用。锅内加油烧热，爆炒蒜茸、葱花、姜末，爆出香味后，放入猪血块，再烹入黄酒，加水煮沸，再放入黄豆芽煮熟，调入味精、精盐即可。

【食 法】佐餐食用，每日或隔日 1 次。

⑤猪皮生血羹

【材 料】猪皮 500 克，大枣 250 克，冰糖适量。

【做 法】先将猪皮去净毛，洗净，切成小块；大枣洗净，去核，与猪皮共置铁锅内，放入冰糖和水，用武火煮开后再改文火炖成稠羹即可。

【食 法】上述量为 1 个疗程，每日 1 次，分 7 日食完，视病情可再食用 1 ～ 2 个疗程。

⑥**骨髓生血羹**

【材 料】鹌鹑肉100克，骨髓（猪、羊、牛均可）50克，桂圆肉60克，冰糖6克，桂花3克，料酒、葱、姜各适量。

【做 法】鹌鹑肉洗净，切成小块，用开水汆透去除腥味；将动物骨头敲碎，取出红骨髓，去除碎骨渣，洗净，汆熟除去血管，捞出，盛入碗内，加入清汤、鹌鹑肉、桂圆肉、冰糖、料酒、葱、姜，上笼蒸烂，盛放于汤盆内，撒上桂花即可食用。

【食 法】每日1次，宜长食用。

⑦**生血当归饭**

【材 料】粳米适量，鸡肉200克、当归15克、洋葱、土豆、胡萝卜、精盐、酱油、胡椒粉各适量。

【做 法】先将粳米做成干饭；当归加水煎取药汁50毫升左右，保留原渣；鸡肉炒熟，放入洋葱片、土豆丝、胡萝卜片及调味品，翻炒数下；再加入当归汁、当归渣、精盐、酱油、胡椒粉，煮熟后与米饭同食。

【食 法】做主食，每日1次，宜长食。

⑧**生血龙眼饭**

【材 料】糯米250克，赤豆、大枣、龙眼肉各25克，白糖15克，色拉油50克。

【做 法】糯米洗净，滤干水。待油烧至四成热时，倒入糯米饭翻炒，再加入赤豆、大枣、龙眼肉、白糖拌匀，再加水适量，用武火煮沸，再翻炒至水干，改文火焖20～30分钟熟后即可。

【食 法】早、晚各1次，作主食食用。

⑨**生血猪血粥**

【材 料】猪血、粳米各100克、精盐、味精、葱、姜、鲜菠菜各适量。

【做 法】将猪血放入沸水中稍煮片刻，捞出切成小块；菠菜洗净，放入沸水中，略烫数分钟，捞出后切细。将猪血块、粳米、菠菜同煮，粥熟后放入精盐、味精、葱、姜，即可。

【食 法】作主食，每日 1 次，宜长食。

⑩生血阿胶粥

【材 料】阿胶 15 克，糯米 100 克，大枣 10 枚。

【做 法】将阿胶捣碎，大枣去核。先将大枣与糯米同煮成粥，粥熟之后加阿胶，再稍煮，然后搅合烊化即可。

【食 法】每日早、晚餐温热食用。

2．放射治疗

（1）乳腺癌放射治疗的临床意义：乳腺癌放射治疗除少数患者用作手术前放射治疗外，通常多用作手术后放射治疗，以防局部癌症复发。放射治疗主要适用于以下乳腺癌患者：

①Ⅰ期、Ⅱ期乳腺癌患者，已行乳腺癌局部肿瘤切除后，可进行根治性放射治疗。

②Ⅱ期、Ⅲ期乳腺癌患者，已行乳腺癌根治术或改良根治术后，腋下肿大的淋巴结阳性者，可进行腋下、锁骨上区淋巴结放射治疗。

③乳腺癌原发病灶较大，手术切除很难彻底者，可行术前放射治疗。

④不能进行手术治疗的乳腺癌患者，可以进行姑息性放射治疗，可以延长生存时间。

⑤已出现骨骼、脑、肺等远处器官和组织转移的乳腺癌患者，也可进行转移病灶局部放射治疗，可以提高患者的生存质量。

⑥已行根治术治疗的乳腺癌患者，再出现胸壁和淋巴结复发者，可进行局部根治性放射治疗，仍可延长患者生存时间。

（2）乳腺癌术前放射治疗：术前放射治疗，是指在手术之前先进行照射,一般照射剂量为 40 戈瑞(Gy)左右,于放射治疗后 2 ～ 4 周再施行手术治疗。

①术前放射治疗的临床意义

● 能够破坏乳腺癌原发肿瘤和杀灭转移到局部或区域淋巴结的癌细胞,或抑制癌细胞的生长,从而可以降低术后癌症的复发率和转移率。

● 能够提高手术切除率,有时可使不宜手术切除的乳腺癌患者重获手术切除的机会。

● 晚期但又能手术切除的乳腺癌,可因放射治疗而缩小,便于手术治疗。

● 复发的乳腺癌又难以手术切净的患者,经术前放射治疗,能够扩大切除机会,从而提高生存率。

● 术前施行放射治疗,能够减少手术时癌细胞的扩散,也可提高生存率。

● 术前施行放射治疗,可以有较充足时间发现病变和更全面研究手术治疗方案,使治疗更加正确、更为合理,从而提高治疗效果。

● 术前放疗并不增加手术难度,也不增加手术死亡率、手术感染率、伤口不愈、吻合口漏等手术并发症。

● 术前施行放射治疗可以杀灭亚临床癌病变(目前用影像学等手段尚无法检测到的微小癌变),有利于患者争取彻底痊愈的机会。

②术前放射治疗的适应证

● 乳腺癌肿瘤大于 5 厘米者,无论有无腋下淋巴结转移,均应施行术前放射治疗。

● 乳腺癌原发癌灶较大,先行手术切除有一定困难者。

● 乳腺癌癌变生长迅速,在短期内显著增大,手术治疗不易切净者。

● 乳腺癌患者的乳房皮肤出现显著水肿，或癌变又与胸肌粘连者。

● 乳腺癌患者已出现腋下淋巴结肿大，或腋下淋巴结与皮肤或与周围组织有明显粘连者。

● 乳腺癌患者曾用化学药物治疗，肿块无明显缩小者。

③术前放射治疗的缺点

● 不利于术后正确的临床分期，因为术前放射治疗已破坏了乳腺癌的原发肿瘤。

● 不利于准确的测定激素受体，因为 60%～70% 患者的癌细胞中有甾体激素受体被破坏。

● 不能改变机体癌细胞生长、增殖、发展和扩散的内环境。

● 可能导致照射局部和机体的免疫功能下降。

目前，应用术前放射治疗较少。

（3）乳腺癌术后放射治疗：乳腺癌的术后放射治疗是指施行手术切除后进行放射治疗。因此，在做乳腺癌手术时，对准备照射的区域应用金属夹子标记，并详细记录在病历上，以便作为定位放射治疗的参考。

术后放射治疗必须在切口愈合和身体恢复后，一般应在手术后 2～4 周进行放射治疗。放射治疗剂量为 30～60 戈瑞（Gy）不等。

①术后放射治疗的临床意义

● 乳腺癌根治手术失败的主要原因之一，是局部或区域淋巴结的癌症复发，因为手术只能切除肿瘤，而改变不了体内癌细胞转移的小环境。

● 术后放射治疗能够降低乳腺癌局部或所属区域淋巴结的转移，从而提高总体生存率，而放射治疗，同样无法改变体内癌细胞转移的小环境。

● 对确无淋巴结转移的早期乳腺癌患者，施行手术切除后，可不必再进行常规放射治疗，以免损害患者的免疫功能。

②术后放射治疗的适应证

● 乳腺癌病变在乳房的外象限，腋下淋巴结无转移者，可不再做术后放射治疗。

● 乳腺癌病变在乳房的内象限者，应做术后放射治疗，或乳腺癌有多发性肿瘤者。

● 乳腺癌肿块小于5厘米，但腋下肿大的淋巴结数少于4个者。

● 乳腺癌患者，腋下肿大的淋巴结少于4个，但乳腺癌肿块却大于5厘米者。

● 乳腺癌病变已手术切除，但切缘不彻底，腋下淋巴结肿块大于3厘米者，或已穿透淋巴结包膜者。

③术后放射治疗的缺点

● 无论术前还是术后放射治疗，只能使肿瘤缩小或消失，绝大多数患者不是死于治疗期，而是死于癌细胞的转移，术后放疗也无能为力。

● 由于照射范围较大、剂量较高，照射能量又较针对皮肤和皮下组织，故皮肤放射反应较多而重。

（4）世界卫生组织对手术后放射治疗的建议

①手术后放射治疗只对乳腺癌局部区域复发人群有效。

②乳腺癌的复发高危人群有：腋下肿大的淋巴结数超过4个，或乳腺癌原发肿瘤超过5厘米，或乳腺癌已侵犯胸壁皮肤者。

③乳腺癌术后放射治疗必须与化学药物治疗或内分泌治疗相联合。

④乳腺癌的联合治疗，应以化疗联合放疗或联合化疗，其疗效较好。

⑤乳腺癌放射治疗应在术后 6 个月内进行为宜。

⑥乳腺癌术后放射治疗不宜与蒽环类药物同时应用。

⑦乳腺癌术后放射治疗，应采用新技术，以减轻对心血管系统损伤的剂量。

⑧乳腺癌患者腋下肿大的淋巴结 1～3 个者，术后亦应接受放射治疗。

（5）放射治疗前后的护理：放射治疗对人体正常组织会造成一定的放射反应及损伤。为此，应做好以下护理。

①患者对放射治疗应具有正确的认识，以积极的态度接受放射治疗，患了癌症后，能"想得开"，树立与癌症做斗争的坚强意志，放射治疗效果会更好。

②患者家属也应了解放射治疗中的不良反应及应对措施，以协助患者顺利完成放射治疗。

③放射治疗前后均应戒烟戒酒，因为烟酒均会刺激呼吸道，导致呼吸道感染，重者可诱发肺炎，影响放射治疗效果。

④病情较轻者，可适当进行体力活动，以增强体质，提高抗癌能力，减少放射治疗的不良反应。

⑤在放射治疗期间，应加强营养，以高蛋白、高能量、高维生素饮食为好，如牛奶，蛋类、鱼类、瘦肉；多吃新鲜蔬菜和水果。

⑥注意个人清洁卫生，坚持早、晚刷牙，饭后漱口，以防止口腔感染。

⑦照射区域的皮肤要保持清洁，避免日晒、摩擦或任何机械性刺激，局部皮肤不滥用酸、碱、碘酒、油膏等药物。

⑧积极治疗伴随疾病，如糖尿病、高血压病，活动性肝炎、结核病等，以免加重上述疾病病情，影响放射治疗的进行。

⑨放射治疗期间不但不宜"忌口"，反而还要加强营养，想吃什么，就吃什么，但应禁止进食冷凉、油腻及辛辣等刺激性食物，

或含致癌物质的食物。

⑩放射治疗结束后要按医生要求，定期到医院复查，并应与医生保持联系，对防治后遗症具有指导意义。

⑪放射治疗期间，应穿宽松、柔软、吸湿性强的棉织衣，禁止穿化纤衣服。

⑫注意血象变化，放射治疗一般每两周检验 1 次血常规、血小板，如大面积放射治疗时，则每周需检验血常规和血小板 1～2 次。如白细胞下降到 2×10^9/升以下时，应停止放疗，并采取防治措施。

3．化学治疗

（1）乳腺癌化学药物治疗：化学药物治疗（简称化疗）是一种必要的全身性辅助治疗，它与手术治疗、放射治疗及内分泌（激素）治疗乳腺癌一样，都是不可缺少的，且具有同等重要的临床价值。其重要意义如下。

①即使是很早期的乳腺癌，事实上，已有癌细胞血行播散，只是不被发现，5 年内仍有 1/3 的乳腺癌者出现癌症复发。

②即使已经接受手术或放疗的乳腺癌患者，事实上，手术只能切除肿瘤或使肿瘤缩小或抑制肿瘤上长，却无法消灭转移的乳腺癌细胞。所以，手术或放疗都不能防止乳腺癌的复发和转移。

③乳腺癌的转移多无固定的顺序，可跳跃式地经血行到全身各个器官或组织，在那里"安家落户"形成肿瘤，所以，乳腺癌是一种全身性疾病，要清除全身转移的乳腺癌细胞，必须进行全身化疗。

④化疗后患者症状很快得到改善，生存期延长，从而提高患者的生存质量和生存率。

⑤化疗能使 40 岁以下乳腺癌患者的复发率降低 40%，死亡率降低 29%。进行化疗必须具备以下 4 个条件：患者化疗前必须

无明显地骨髓抑制现象（即白细胞、血小板或红细胞数无明显减少）；患者化疗前外周血白细胞必须在 $4 \times 10^9/$ 升以上；患者化疗前外周血血红蛋白应在 100（克）/ 升以上；患者应接受连续多个疗程的治疗，而不能间断。

化疗作为一种全身性治疗在联合治疗中占有越来越重要的地位。随着各种新药的开发及基础研究的进展，化疗必将成为今后研究最为活跃的领域之一，应用范围也会越来越广泛。尤其是蒽环类化学药物，应用前景喜人，蒽环类化学药物组成的化疗方案疗效优于其他方案，而且对无腋下淋巴结转移者疗效显著。

CMP 方案是最早用于乳腺癌术后辅助化疗的方案。含蒽环类化疗方案（CAF、CEF、AC）与 CMF 方案相比能使复发和死亡危险分别降低 11% 和 16%，5 年和 10 年死亡率分别降低 3.5% 和 4.6%。

现含蒽环类联合化疗方案、含紫杉类联合化疗方案已经成为一线方案应用于临床。

含曲妥珠单抗的联合化疗方案：曲妥珠单抗是近年用于治疗 Her-2 高表达晚期乳腺癌的靶向单克隆抗体，与化疗联合应用取得非常好的疗效。

（2）乳腺癌术前辅助化疗的临床意义：术前辅助化疗又称新辅助化疗，是指在手术前应用化疗药物治疗。术前辅助化疗的临床意义如下：

①经 3 ～ 4 周期的联合化疗后，有 50% ～ 70% 的乳腺癌肿块可缩小 50% 以上。

②肿瘤大的可手术乳腺癌，经新辅助化疗后肿瘤明显缩小，降低临床分期，为原本应行乳房切除的病例能成功地施行保乳手术创造了条件，使更多的病人得到保乳治疗的机会。

③与术后辅助化疗相比，应用新辅助化疗可观察到化疗前后

肿瘤的大小、病理学及生物学指标的变化。

④乳腺癌易于发生血行播散。以全身化疗为乳腺癌综合疗法第一步治疗较手术后才开始化疗更为合理。

⑤新辅助化疗为评估新药效果，区别对化疗药物敏感还是抗药的某些相关生物学因子的关系提供了良好的实验模型，对最终实现个体化的治疗无疑具有重要意义。

（3）乳腺癌术后辅助化疗的临床意义：术后辅助化疗是指在乳腺癌切除后，应用化疗消灭可能存在的远处转移癌病变，以提高治愈率。

①术后化疗的适应证

● 腋窝淋巴结阳性的绝经前的乳腺癌患者。

● 年龄小于 35 岁的乳腺癌患者。

● 肿瘤直径大于 2 厘米的乳腺癌患者。

● 雌激素受体阴性的乳腺癌患者。

● 核分级为Ⅲ级的乳腺癌患者。

● 有脉管瘤栓的乳腺癌患者。

● Her-2 基因高表达的乳腺癌患者。

● S 期细胞比例明显增加的乳腺癌患者。

②术后化疗的原则

● 术后化疗应在手术后 2 周内进行，最迟不宜超过术后 4 周；

● 化疗药物的剂量必须足够，因为乳腺癌化疗疗效与化学药物剂量强度有密切关系。

● 术后化疗期限为 4～6 个周期。

● 术后化疗应采用联合化疗方案。

③术后化疗与放疗的关系

● 先进行放疗再行化学药物治疗。先采用放疗控制乳腺癌局部和区域内的淋巴结，然后再进行化学药物治疗。但有两个缺点，分别为忽视乳腺癌是一种全身性癌症的观念；重视局部放疗有可能增加乳腺癌远处转移的危险，不利于降低其死亡率。

● 先进行化疗再采用放疗。先用化学药物治疗，以消灭全身的乳腺癌细胞，有可能降低死亡率。但有两个缺点：可能增加乳腺癌局部复发率，因为放疗要在 6 个月或更长时间以后才能进行，使局部癌细胞未被控制；可能会增加放疗的不良反应。

● 手术 → 化疗 → 放疗 → 化疗四部曲。即：先行手术治疗，术后 2～4 月内进行 3 个疗程的化疗，化疗后 1 周进行全疗程的放疗，最后再进行 3 个疗程的化疗。从理论上讲，这种治疗方案是最佳选择，既考虑全身又兼顾局部的治疗，是局部和全身治疗的统一，有利于降低局部复发率和死亡率。但也有两个缺点：在一年内相继接受比较大的手术、化疗、放疗以及其他辅助治疗，患者难以承受，心理压力更大；副作用多而重，可能增加并发症，如感染、骨髓抑制、身体消耗等，不适合全部患者。

● 手术放疗与化疗同时进行。采用这种治疗方法，既能控制乳腺癌的局部和区域淋巴结复发；又能控制体内癌细胞转移，同时还能降低复发率及死亡率。但也有两个缺点：毒副作用大，对机体损害也大；患者不易接受，能坚持完成全疗程者仅为 50%。

（4）晚期乳腺癌的化疗

①晚期乳腺癌化疗的适应证

● 晚期乳腺癌者，病情进展迅速。

● 内脏器官有转移者，尤其出现肝、肺、骨转移者。

● 皮肤受侵伴淋巴结转移。

● 脑转移。

● 虽已手术治疗，但于术后 2 年内出现复发者。

● 晚期乳腺癌经内分泌治疗无效者。

②化疗药物的停药指证：几乎所有的化学药物都有程度不同

的毒性作用，轻度不良反应，不影响继续治疗。一旦出现下列任何一种不良反应，均应停药。停药指证如下：

● 每日腹泻 5 次以上，或出现血性腹泻者。

● 白细胞降至 $3×10^9$/升以下者。

● 血小板降至 $80×10^9$/升以下者。

● 血红蛋白急剧下降者（80 克/升以下）。

● 恶心、呕吐严重者，尤其呕血者。

● 出现水电解质紊乱者，尤其出现酸中毒者。

● 出现急性感染，体温超过 38℃者。

● 出现心、肝、肾损害严重者。

● 皮肤或黏膜色素沉着明显者。

● 出现精神神经症状者。

（5）乳腺癌常用的化疗方案：治疗乳腺癌的化学药物很多，各地所用方法、剂量各异，都有各自的经验。常用的治疗乳腺癌方案有以下几种：

① CMF 方案

● CTX（环磷酰胺）。100 毫克/（米^2·天），口服，第 1～14 天。

● MTX（甲氨蝶呤）。40 毫克/米^2，静脉滴注，第 1，8 天。

● 5-Fu（5-氟尿嘧啶）。600 毫克/米^2，静脉滴注，第 1，8 天。

4 周重复，6 周期为 1 个疗程。

② CAF 方案

● CTX（环磷酰胺）。500 毫克/米^2，静脉注射，第 1 天。

● ADM（阿霉素）。50 毫克/米^2，静脉注射，第 1 天。

● 5-Fu（5-氟尿嘧啶）。500 毫克/米^2，静脉滴注，第 1，8 天。

21 天为 1 个周期，6 个周期为 1 个疗程。

③ TAC 方案

● 多西他赛。75 毫克/米^2，静脉滴注，第 1 天。

● ADM（阿霉素）。50 毫克 / 米 ^{2}，静脉注射，第 1 天。

● CTX（环磷酰胺）。500 毫克 / 米 ^{2}，静脉注射，第 1 天。

21 天为 1 个周期，4 ～ 6 个周期为 1 个疗程。

④ AC 方案

● ADM（阿霉素）。60 毫克 / 米 ^{2}，静脉注射，第 1 天。

● CTX（环磷酰胺）。600 毫克 / 米 ^{2}，静脉注射，第 1 天。

14 天为 1 个周期，4 周期为 1 个疗程。

⑤ TC 方案

● 多西他赛。75 毫克 / 米 ^{2}，静脉滴注，第 1 天。

● CTX（环磷酰胺）。600 毫克 / 米 ^{2}，静脉注射，第 1 天。

21 天为 1 个周期，4 个周期为 1 个疗程。

⑥ AT 方案

● 阿霉素（ADM）。40 ～ 50 毫克 / 米 ^{2}，静脉注射，第 1 天。

● 紫杉醇（TAX）。135 ～ 150 毫克 / 米 ^{2}，静脉滴注，第 3 天，（或用泰素帝，75 毫克 / 米 ^{2}，第 3 天静脉滴注）。

21 天为 1 个周期，3 ～ 4 个周期为 1 个疗程。

⑦ NA 方案

● 诺维苯（NVB）。25 毫克 / 米 ^{2}，静脉滴注，第 1，8 天。

● 阿霉素（ADM）。40 ～ 50 毫克 / 米 ^{2}，静脉滴注，第 1 天。

21 天为 1 个周期，3 ～ 4 个周期为 1 个疗程。

（6）乳腺癌辅助化疗前的准备：为确保化学药物治疗的顺利进行，以达到副作用小，疗效大的目的，化疗前应做好以下准备。

①患者应戒除烟、酒，可以防止感冒，减少和杜绝上呼吸道感染。

②患者应了解化疗药物不良反应特点、预防方法，可减少或消除患者的紧张情绪。

③患者要接受各项检查，如血常规、血小板、心电图、胸部

X线摄片，肝脾B超检查，肝肾功能测定。如有异常应暂缓化疗或采取防治措施。

④患者必须休息好，保证充足的睡眠，做好充分的精神和心理准备，树立与癌症做斗争的信心和意志。

⑤患者要保持全身皮肤、黏膜清洁卫生，应洗澡、更换内衣、剪短指甲，治疗口腔疾病，防止皮肤、黏膜外伤。

⑥患者应进食高蛋白、高能量、高维生素饮食，如瘦肉、牛奶、豆制品、鱼虾，少吃红肉。

⑦患者要多吃新鲜蔬菜和水果，以利补充多种维生素和微量元素及各种矿物质。

⑧应给患者创造一个清洁、安静、舒服的治疗环境，室内用紫外线消毒，被褥应在阳光下暴晒、清洗，消毒牙具，更换成软牙刷等。

4．内分泌治疗

（1）乳腺癌内分泌治疗：乳腺癌内分泌治疗包括卵巢手术切除或肾上腺、垂体切除及药物治疗。目前多用药物去势代替手术治疗。

①内分泌治疗的作用机制。正常乳腺上皮细胞含有多种激素受体如雌激素受体（ER）、孕激素受体（PR）等，乳腺的正常生长发育有赖于多种激素的协调作用。乳腺发生癌变后，部分乳腺癌可以保留全部或部分激素受体并具有功能，其生长与发展受激素环境的影响，因此称为激素依赖性肿瘤。

内分泌治疗方法可抑制雌激素的合成、降低雌激素水平、阻断雌激素与雌激素受体的结合、部分或全部阻断雌激素受体的活性等，可以抑制雌激素依赖性的乳腺癌细胞的生长，从而使肿瘤消退，达到治疗乳腺癌的目的。内分泌治疗的效果主要取决于肿瘤对雌激素的敏感性以及治疗能降低雌激素水平的程度。有 2/3 的绝经后乳腺癌 ER 和（或）PR 阳性，这部分患者对内分泌治疗相当敏感。

但内分泌治疗作用速度较慢，获得部分或全部缓解所需时间较长。

②内分泌治疗的日常药物

目前，内分泌治疗常用药物有以下 3 类：

● 雌激素拮抗剂，如三苯氧胺。

● 药物去势，如戈舍瑞林。

● 芳香化酶抑制剂，如来曲唑。

（2）三苯氧胺治疗乳腺癌的临床意义：三苯氧胺是最常用的雌激素拮抗剂，它是一种非甾体类雌激素拮抗药物。

①三苯氧胺治疗乳腺癌的临床意义

● 作为乳腺癌术后常规辅助治疗，特别是雌激素受体（ER）阳性乳腺癌患者有较好的抑癌作用。

● 作为乳腺癌复发者的联合治疗，雌激素受体（ER）阳性的有效率可达 50% ～ 60%，而雌激素受体阴性者的有效率降至 5% ～ 10%。

● 乳腺癌术后应用三苯氧胺治疗者，可降低健侧乳腺癌的发病率。

● 预防用药者，能否降低乳腺癌高危人群的发病率尚无定论。

②三苯氧胺的副作用

● 消化道反应。恶心、呕吐、厌食，偶有腹泻。多为水样稀便，无黏液和脓血。

● 生殖系统反应。闭经，阴道出血，外阴瘙痒等。

● 神经系统反应。头痛、头晕，抑郁或兴奋性增高、失眠等。

● 皮肤反应。面部潮红，皮肤出现多形皮疹或红斑等。

● 血液系统反应。偶有白细胞和（或）血小板减少，但程度较化疗药物为轻。

● 肝损害。少数患者可出现丙氨酸氨基转移酶轻度升高，严重者可出现轻度黄疸。

● 长期服用。尤其服用 5 年以上者，有发生子宫内膜癌的可能。

③三苯氧胺的临床作用

● 可降低健侧乳腺癌的发病率 50%。

● 可显著降低乳腺癌的死亡率。

● 可显著提高乳腺癌患者的生存质量。

● 与化疗联合应用作用增强，可提高疗效。

④用法。每次 10 毫克，每日 2 次，口服。

（3）芳香化酶抑制剂治疗乳腺癌的临床意义：现一线应用的药物有：来曲唑、阿那曲唑和依西美坦。

绝经后女性卵巢不再产生雌激素，体内雌激素主要来源于脂肪、肌肉和肝脏等外周组织。雄激素经芳香化酶催化可变成雌激素，芳香化酶作用于一系列转变过程的最后一步。上述药物高度选择性地抑制芳香化酶，特异性强，副作用明显减低。

该类药物临床上多与三苯氧胺依次使用。临床观察：对绝经后早期乳腺癌，在给予标准三苯氧胺治疗 5 年后，再用来曲唑 5 年能进一步提高疗效；在给予标准三苯氧胺 2 ~ 3 年后，序贯阿那曲唑 2 ~ 3 年，其疗效优于单用三苯氧胺；与三苯氧胺 5 年标准治疗相比，在三苯氧胺治疗 2 ~ 3 年后改用依西美坦治疗可显著提高绝经后乳腺癌患者的无瘤生存率。

（4）甾体激素受体与内分泌治疗的疗效：激素依赖性癌细胞的增长与甾体激素受体的存在密切相关。因此，受体阳性的乳腺癌患者，应用雌激素拮抗剂治疗，有较高的疗效（表 8）。

表 8　甾体激素受体与内分泌治疗的疗效比较

受　　体		有效率 (%)
雌激素受体（＋）	孕酮受体（＋）	65 ～ 70
雌激素受体（＋）	孕酮受体（－）	30 ～ 40
雌激素受体（－）	孕酮受体（＋）	5 ～ 40
雌激素受体（－）	孕酮受体（－）	<10
受体不明		25 ～ 30

　　以上显示，两种激素受体均为阳性者，内分泌治疗有效率高达65%以上，而两种激素受体均为阴性者，内分泌治疗有效率极低，不足 10%。

5．中医中药治疗

　　（1）乳腺癌的中医治疗价值：目前，在乳腺癌的治疗中采用的方针是尽早施行手术切除，并辅以化学药物、放射治疗、内分泌（激素）治疗、免疫等措施的联（综）合治疗。

　　中医中药治疗，不能代替手术、放疗、化疗和激素治疗。因为惧怕手术，或不想切除乳房而采用中药治疗，也不考虑病情有无改善，坚持服用中药或盲目投医，轻信各种偏方、秘方、验方。为此，延误了手术最佳机会，都是不可取的，其教训是惨痛的。

　　中医治疗肿瘤的特点是，采用相互结合，整体观念，辨证统一的方法。对调整机体，增强免疫力，改善症状，减轻痛苦，控制肿瘤发展，延长生命等都有积极作用。中医中药治疗乳腺癌的适应证如下：

　　①作为联（综）合治疗的一部分，在手术治疗、放射治疗、化学药物治疗、内分泌治疗等前后应用中药治疗。目的是，增强体质，防止并发症、减轻放疗、化疗的不良反应，提高远期疗效等。

　　②作为不适合手术治疗、放疗、化疗的患者，中药治疗则是主要治疗方法。目的是，尽可能控制乳腺癌的进展，改善症状，

提高生存质量。

③作为晚期乳腺癌患者，中药治疗或许能改善症状。目的是，在一定程度上改善生存质量。

但同时还要提醒患者家属，切不可盲目应用"以毒攻毒"的中药治疗，因为有的中药方中含有砷、汞等毒性物质，可能造成肝、肾功能衰竭，使患者"雪上加霜"，后悔晚矣。

（2）中医对乳腺癌的辩证施治：中医对乳腺癌的治疗是通过辨证施治。各类型施治方法如下。

①气滞痰瘀凝结：多见于西医的单纯性乳腺癌，乳腺硬癌、乳腺髓样癌。

临床症状：乳房内出现肿块，质地坚硬，表面不光滑，高低不平，无触痛；乳房皮肤无红、无热、无痛；乳房内肿块与乳房皮肤相粘连，无活动；胸闷不适，两胁胀满，食欲不振；脉沉弦，舌苔薄而黄。

【治 法】疏肝理气，软坚散结。

【方 药】逍遥散合海藻玉壶汤加减。

【组 成】柴胡、香附各9克，八月札、当归、白芍各12克，郁金9克，海藻、昆布、瓜蒌、莪术各12克，山慈菇9克。

【服 法】水煎，每日1剂，分2次服。

②肝郁化火：多见于西医的单纯性乳腺癌、乳腺癌破溃、乳管内乳头状瘤、炎性乳腺癌等。

临床症状：乳房内出现肿块，质地坚硬，表面不光滑；乳房肿块状如串珠，或如堆栗，或似覆碗；乳房皮肤或青紫色，或暗红色，布满扩张静脉网；乳房皮肤潮红灼热；乳头溢液，色鲜红如血，或暗红色；患者心烦易怒，头痛失眠，面红目赤，便燥溲赤，舌质红，舌苔黄，脉弦数。

【治 法】清肝解郁，泻火解毒。

【方 药】清肝解郁汤合丹栀逍遥散加减。

【组 成】柴胡9克，生地黄15克，当归12克，白芍12克，山栀子9克，牡丹皮9克，香附9克，茯苓9克，半枝莲30克，白花蛇舌草30克，金银花15克，土茯苓30克，生甘草3克。

【服 法】水煎，每日1剂，分2次服。

③肝肾阴虚：多见于乳腺癌术后复发、湿疹样乳腺癌、乳腺癌破溃者。

临床症状：乳房皮肤溃烂，溃口周围坚硬，高低不平；溃破处流出污血烂肉，溃液腐臭，溃口久不收敛；全身形体消瘦，五心烦热，颜面红赤，或晦暗无华，午后潮热，心悸、气短，腰膝酸软；舌红苔薄，脉细数。

【治 法】滋补肝肾，化瘀解毒。

【方 药】杞菊地黄汤合五味消毒饮。

【组 成】女贞子30克，旱莲草15克，生地黄15克，山萸肉10克，枸杞子12克，玄参15克，半枝莲30克，山慈菇15克，丹参15克，海藻10克，全瓜蒌15克，刘寄奴30克，龙葵30克。

【服 法】水煎，每日1剂，分2次服。

④气血两虚：多见于西医的晚期乳腺癌、淋巴结已有转移、出现恶病质者。

临床症状：除乳房肿块与胸壁皮肤粘连外，肿块推之不动，乳房内结节丛生；肿块延及胸壁、腋下及锁骨上下，肿块累累；多处皮肤破溃，出现大小不等的溃疡；破溃处流出污血，有腐败臭味；自觉头晕、目眩、心悸、气短，面色苍白，全身神疲力乏，失眠，盗汗，大便溏薄，小便清长；舌淡苔白腻，脉湿细而无力。

【治 法】益气养血，解毒散瘀。

【方 药】香贝养荣汤加减。

【组 成】香附9克，贝母9克，党参12克，茯苓12克，陈皮 6 克，熟地黄 15 克，当归 12 克，白芍 12 克，白术 12 克，凤尾草 30 克，鹿衔草 30 克，草河车 30 克，白花蛇舌草 30 克，茯苓 9 克，枣仁 9 克，远志 9 克。

【服法】水煎，每日 1 剂，分 2 次服。

以上 4 型均可随证加减。乳房肿块坚硬者，可加僵蚕 9 克，石见穿 30 克；乳房皮肤溃疡、渗血者，可加血余炭、蜂房、仙鹤草各 30 克，土茯苓 30 克，薏苡仁 30 克；乳房疼痛者，易加乳香 9 克，延胡索 9 克。

（3）晚期乳腺癌的中医辩证施治

①晚期乳腺癌不能手术者

● 临床症状：乳房肿块坚硬，表面高低不平，推之不动；乳房皮肤显暗紫色，腋下、锁骨上淋巴结肿大；患侧上肢水肿，活动受限；自述头晕、乏力、神疲气短，夜寐不宁，口干津少；舌质紫红，舌苔白薄，脉细弦而小数。

【治法】活血散瘀，解毒散结。

【方药】蜂穿不留汤加减。

【组成】露蜂房 9 克，穿山甲 9 克，石见穿 15 克，王不留行 15 克，莪术 15 克，黄芪 15 克，当归 15 克，三七粉 2 克。

【服法】水煎，每日 1 剂，分 2 次服。

【加减】乳腺癌肿块直径超过 3 厘米者，可加水红花子 9 克，桃仁 12 克，蛇六谷 30 克（先煎）；乳腺癌乳房已破溃者，可加太子参 15 克，土茯苓 30 克；阳虚胃寒者，可加淡附子 9 克，鹿角 9 克；阳虚低热者，可加炙龟版 30 克，地骨皮 15 克，生地黄 30 克。

②乳腺癌已有肺及胸膜转移者

临床症状：胸闷、胸痛，呼吸急促，咳嗽，咳痰、痰中带血或咯血；呼吸困难，不能平卧，胸腔渗液，多为血性；胸壁水肿，呼吸运动受限，肋间隙增宽。

【治法】滋润肺阴，凉血解毒。

【方药】六味地黄汤合百合固金汤加减。

【组成】北沙参15克，生地黄15克，麦冬12克，百合12克，黄芩10克，全瓜蒌15克，藕节5枚，仙鹤草30克，白花蛇舌草30克，夏枯草15克，徐长卿30克。

【服法】水煎，每日1剂，分2次服。

【加减】阳虚朔热者，可加炙龟版30克，地骨皮15克；气阴两虚者，可加黄芪15克，生晒参9克；脾虚痰湿者，可加炒白术12克，鱼腥草30克；气滞血瘀胸痛者，可加延胡索12克，三七粉2克。

③乳腺癌已有肝转移者

临床症状：患者消瘦、乏力，肝区疼痛，腹胀；肝区可出现结节性肿块，有明显触痛；面目俱黄，纳少、恶心、呕吐，大便干结，小便黄赤；有腹水者不能平卧，呼吸急促；晚期出现恶病质。

【治法】清热利湿，养肝健脾。

【方药】茵陈蒿汤合当归六君子汤加减。

【组成】茵陈12克，炒山栀子9克，全当归15克，党参12克，炒白术、茯苓各12克，白花蛇舌草30克，七叶一枝花30克，蜀羊泉30克，徐长卿30克，制香附12克，延胡索12克。

【服法】水煎，每日1剂，分2次服。

【加减】血瘀者，可加桃仁12克，泽兰12克，三棱12克，莪术12克；口鼻、牙龈出血者，可加生地黄30克，川牛膝15克，芦根30克；脾虚腹胀尿少者，可加大腹皮15克、炒车前子了12克，黑白丑各12克，鸡内金9克；便燥干结者，可加生大黄5克（后下）、枳实9克、全瓜蒌15克；肝脏肿大者，可加炙鳖甲30克，炙穿山甲15克，生牡蛎30克，石见穿30克。

④乳腺癌已有骨转移者

　　临床症状：受累之骨持续疼痛，脊椎受累者，腰背疼痛，并有下肢放射性疼痛，行动不便，翻身困难；受累骨附近肌肉皮肤肿胀，疼痛难忍，局部皮肤呈紫褐色；全身神疲形瘦，乏力，怠倦；乳房癌症或复发，或肿块扩大，多伴有远处转移病灶。

　　【治法】补益肝肾，祛瘀解毒。

　　【方药】调元肾气丸加减。

　　【组成】独活9克，生地黄、熟地黄各15克，当归15克，山萸肉9克，川续断12克，杜仲9克，淮牛膝15克，蜀羊泉30克，山慈菇9克，肿节风15克，白花蛇舌草30克，桃仁12克，制香附12克，延胡索12克。

　　【服法】蜜丸，6～9克，每日2～3次，或水煎，每日1剂，分2次服。

　　【加减】血瘀者，加三棱12克，莪术12克；骨骼剧痛者，可加蜈蚣5克，僵蚕12克，土茯苓30克；阴虚内热、消瘦者，可加炙鳖甲30克，地骨皮15克；阴阳两虚、骨软无力者，可加鹿角片9克，巴戟肉12克，黄精20克；骨肿痛甚者，加七叶一枝花30克，石见穿30克，延胡索12克，寻骨风30克。

　　⑤乳腺癌已有脑转移

　　临床症状：头痛、头晕、抽搐、恶心、呕吐，视物模糊，或失明，重者可昏迷。

　　【治法】育阴潜阳，祛风解毒。

　　【方药】羚羊钩藤饮加减。

　　【组成】羚羊角0.6克（冲），钩藤12克，生石决明30克，龙齿30克，珍珠母30克，生地黄30克，姜竹茹12克，僵蚕9克，白花蛇舌草30克，枸杞子15克，天麻9克，川芎9克，蜀羊泉30克，七叶一枝花30克。

　　【服法】水煎，每日1剂，分2次服。

【加减】肝肾阴亏者，可加山萸肉 9 克，熟地黄 30 克；抽搐甚者，可加全蝎 9 克，蜈蚣 3 条，地龙 10 克，研为细末，分 6 包，每次 1 包，每日 3 次；热毒内甚者，可加广犀角 15 克，葛根 15 克，黄芩 10 克；气虚痰壅者，可加生晒参 l2 克，石菖蒲 12 克，广郁金 9 克，莱菔子 30 克。

6．靶向治疗

（1）乳腺癌的分子靶向治疗：分子靶向治疗是利用肿瘤细胞可以表达，而正常细胞很少或不表达的特定基因或基因的表达产物，形成相对或绝对靶向，最大限度地杀伤肿瘤细胞，而对正常细胞损伤很小。主要研究集中于表皮因子受体及其相关领域。分子靶向治疗常用药物包括以下几种。

①内分泌治疗药物。ER、芳香化酶和黄体生成素释放激素（LHRH）受体是内分泌治疗的常用靶点。针对 ER 靶点药物包括三苯氧胺、托瑞米芬等。针对芳香化酶靶点药物为戈舍瑞林，其单用有效率与手术切除卵巢的效果相似。针对芳香化酶药物包括依西美坦、阿那曲唑、来曲唑。

②抗体治疗药物。Her-2（c-erbB2）受体是具有酪氨酸激酶活性的跨膜蛋白。在 20%～30% 的晚期乳腺癌的癌组织中有 Her-2 受体基因的过度表达。Her-2 阳性乳腺癌患者无病生存率和总体生存率下降，同时，使对某些化疗和内分泌治疗药物耐药。曲妥珠单抗即赫赛汀，是一种人源化单克隆抗体，该抗体是第一个用于临床的靶向治疗药物，主要用于治疗 Her-2 阳性的转移性乳腺癌，可抑制肿瘤细胞的增殖，在人体内诱导针对肿瘤细胞的抗体介导的细胞毒效应。曲妥珠单抗单用有效率为 11%～36%，该药与一些化疗药物之间存在相互作用。

③表皮生长因子受体（EGFR）-酪氨酸激酶抑制药。抑制 EGFR 信号通路的一个途径是抑制 EGFR 的酪氨酸激酶（TK）的

活性。这类药物的主要机制是竞争性抑制三磷腺苷（ATP）与 EGFR 的 TK 部分的结合，从而抑制了 EGFR 的自身磷酸化。吉非替尼是一种苯胺奎纳唑啉化合物，是强有力的 EGFR 酪氨酸激酶抑制药。吉非替尼治疗晚期乳腺癌的临床试验结果显示，有效率近 2%，另有 12% 的肿瘤稳定。

④ COX-2 抑制药。环氧化酶 2（COX-2）是前列腺素（PG）合成过程中的重要酶。在多种肿瘤中发现 COX-2 的异常表达，包括：肺癌、前列腺癌、胃癌、乳腺癌、头颈部肿瘤等。在 Her-2 过度表达的乳腺癌中，COX-2 的过度表达率和表达水平明显高于 Her-2 阴性组。非甾体类抗炎药（NSAIDs）如阿司匹林能降低啮齿类动物模型致癌物诱发的乳腺癌的发生。

⑤血管生成抑制药。临床试验中的血管生成抑制药有 marimastat、BMS-275291 等。

⑥法尼基转移酶（Ftase）抑制药。正在进行临床前和临床试验的 Ftase 抑制药包括 Manumycin A、L-704272 等。

⑦蛋白激酶 C（PKC）α抑制药。正在进行临床前和临床试验的 PKC-α 抑制药是 LY900003（Affinitak）。

⑧雷帕霉素。

（2）^{89}锶治疗乳腺癌骨骼转移：骨转移为乳腺癌的常见转移，占乳腺癌晚期转移的 65% ~ 75%。其中大多数发生骨转移的患者有不同程度的骨痛及功能障碍等症状，甚至会出现高钙血症，导致病理性骨折，或者由于对神经造成压迫，严重影响患者的生活质量。

目前，骨转移的治疗方法包括各种镇痛药、化疗、外科手术治疗，放射治疗等。这些治疗方法的疗效有限，且副作用大，病人十分痛苦。

有报道采用放射性核素 ^{89}锶治疗骨转移，约有 80% 的骨骼疼痛得到明显缓解，其中 20% 骨痛完全消失。

用 ^{89} 锶治疗骨转移的方法十分简单，不需要住院，只需接受一次静脉注射，^{89} 锶就能自然有效地聚集在骨转移的部位，对多发性骨转移病灶尤为有效。

^{89} 锶对治疗前列腺癌及乳腺癌等所引发的骨转移疗效最佳。一般在治疗后 7～20 天，开始显现疗效，骨痛便开始逐渐减轻或消失。

^{89} 锶治疗骨转移安全性非常高，且无毒性反应，无腹泻，无脱发等副作用。但有轻度的白细胞减少及血小板减少。通常在 12 周内便可恢复正常，但惟一的缺点是医疗费用较高。

（3）预防性治疗携带乳腺癌基因者：荷兰科学家追踪了 139 例带有乳腺癌基因 BRCA-1 或 BRCA-2 的女性，这些女性在 70 岁之前罹患乳腺癌的概率达 50%～85%。在这些人中有 76 人为了预防乳腺癌，选择了先行切除乳房。

经 3 年的追踪研究发现，先行切除乳房者均未患乳腺癌。而未接受先行切除乳腺的女性当中，有 36 名女性接受定期观察，其中有 8 名女性罹患乳腺癌。

研究人员指出，预防性切除乳房者，可以使携带乳腺癌基因 BRCA-1 或 BRCA-2 的女性罹患乳腺癌的概率明显减少。

当然，这种先行切除乳房来预防乳腺癌的方法，也受到科学家们的质疑。因为变异基因存在于人体每个细胞内，切除乳房能否预防乳腺癌还需做进一步研究。

（八）乳腺癌康复

1. 乳腺癌患者的体疗康复

乳腺癌患者出院时，手术侧上肢运动功能可能尚未完全恢复正常，有的患者在康复期上肢可有水肿，甚至轻瘫。因此，在康复期需进行体疗康复。

（1）体疗康复动作 1

①身体直立，双手伸直，由前面慢慢向头顶高举，手心向下、向前。

②双手达到最高点，尽量将手术侧上肢往头上举，有如要将身体拉高的感受，或要摸头上挂的东西似的。双手要与躯体保持成一直线。如手术侧上肢上举有困难，可用健侧上肢协助进行上法拉筋运动。该动作可保持手术侧肩关节的柔软度，可增加肩关节的活动范围。

③双手尽量抬高到顶点时，停留 20 秒，然后放下双上肢，回复立正姿势。

④重复动作 1～3，共 8 次。

（2）体疗康复动作 2

①立正姿势。

②手术侧上肢向外展开，手心向下。

③慢慢向头顶抬高。

④手术侧抬高到极限约 135°左右时，手心顺势转向前面。

⑤手心再继续转向耳朵，手术侧手继续向上拉提。

⑥直至手术侧上肢与身体保持成一直线。

⑦维持 20 秒。

⑧手术侧上肢放下，回到立正姿势。如患者兼有肩周炎，也应换健侧上肢。

⑨重复上述动作①～⑧，共 10 次，每日坚持做 2～3 次，或早、晚各做 1 次。

（3）注意事项

①在日常生活中，应坚持用手术侧上肢活动，如梳头、洗脸、穿衣、做卫生等。

②如手术侧上肢肩关节仍有轻微疼痛者，可先热敷 20 分钟

后再做肩膀拉筋运动。

③ 手术侧上肢运动应循序渐进，慢慢抬高，保持每天都有长进。

④ 手术侧上肢运动，必须坚持直至肩关节功能恢复正常。

另外，在康复期坚持散步，有助于改善病情，促进早日康复。

加拿大科学家对 123 名罹患乳腺癌的女性做了研究，结果发现即使是应用化疗药物对心脏有损害的女性，靠走路也可以改善身体素质。

研究人员表示："医师之所以会劝告癌症患者多休息的原因，是怕他们感到不舒服，或者她们根本就不想动，但我们明显低估了他们的体能。"

乳腺癌患者每周散步 3～5 次，每次 1 小时，半年后经过比较，她们的心脏功能和身体素质都有明显改善。当然，活动时间越长，身体就会越健康。

2. 乳腺癌患者康复期误区面面观

"知己知彼，百战百胜"这是战场上的战略思维，要战胜乳腺癌或者与乳腺癌和平共处，也应该有充分的信心和正确的态度。事实上，到目前为止，社会大众对乳腺癌仍然一知半解。

请注意，一些错误的观念和思维，80% 的癌症病人不是死于治疗期，而是死于康复期。以下是乳腺癌患者的迷惘或疑惑，应加以澄清，并提出建议。

(1)"乳腺癌是绝症、不治之症"：据 1992 年美国国家癌症的资料表明，在 20 世纪 80 年代保留乳房手术已占到全部乳腺癌手术的 34.7%，是乳腺癌外科治疗中的一次革命。

除了手术治疗外，还有特异抗体结合化疗、放射治疗、内分泌治疗以及利用分子生物学原理进行基因治疗等，都是乳腺癌治疗的方法。

手术治疗、放疗、化疗、内分泌治疗等常规治疗是必需的，但不是终结，因为攻击性的第一治疗，充其量只能切除癌灶或抑制癌痛，却无法彻底改变容易使癌细胞再发生、发展的内环境。若能通过整体康复的"第二治疗"，积极调整恢复受创伤的生理功能，特别是免疫功能，改变抗体内利于癌细胞生长的小环境，就可以有效地防止癌症复发、转移、再生。

（2）乳腺癌开刀治疗，容易使癌细胞扩散：一般而言，目前对于实体癌症，如乳腺癌均以手术切除为主要方法，用快速手段先端掉"兵营之敌"，再用大兵团如放疗、化疗、内分泌治疗、基因治疗消灭体内的癌细胞，或改变机体内的小环境，使癌细胞无法生存下去，只有干死。

所以，手术治疗辅以化疗等疗法是全身性治疗，是消灭体内残留的癌细胞有效地治疗方法。

而康复是第二治疗，特别是可以提高机体的免疫功能，利用自身的免疫细胞，最具战斗力的细胞去消灭漏网之敌（残存或转移的癌细胞）。

（3）乳腺癌是因吃肉太多，术后要全吃素：确实，现有的资料表明，膳食中脂肪太高，或吃的红肉（猪、牛、羊肉）太多，均能增加患乳腺癌的危险性，但这不表示这样的饮食，对已患乳腺癌并已手术切除的人来说，可以抑制癌细胞的生长和蔓延。

简言之，高纤维素、低脂、无污染食物，虽有防癌作用，但不等于有抗癌或治疗效果。已经经历了手术，放疗、化疗的患者，又要吃全素饮食非但不可取，也是错误的。

恰恰相反，在康复期，仍应遵循高蛋白、高能量、高维生素，低脂肪的饮食。不仅不会使癌症复发，还会增强体质，实际上也会增强机体的免疫功能，更有利于防止癌症复发。均衡的营养是抗癌的动力，如缺乏蛋白，不仅不能修复受损的正常组织，恐怕癌细胞尚未饿死，正常细胞就已患营养不良而先亡了。

因此，患者不必担心，补充营养，不会补到癌细胞身上，补充营养是用于修补组织器官的损伤，是预防因营养不良引发的并发症。

（4）康复期用偏方、秘方、中药多多益善：有资料表明，乳腺癌患者在康复期寻求各式各样未经证实或广为流传的民间疗法、秘方草药或其他匪夷所思的方法治疗者高达89%。

任何抗癌辅助药物，都不应该喧宾夺主取代正统治疗，出院后在家康复的患者，必须按出院时的医嘱，定期去医院接受医生复查，如发现异常情况，也应及时去医院复查，接受医生的治疗。迷信偏方、秘方、"教授""专家"，却是不可取的，一是浪费金钱，二是误诊误治，三是直至你家被掏空，疾病也不会有转机。

或许你身边偶然有一两个宣称用什么名家、名药成功抗癌的个案，但终究仅止于个案，目前，还没有任何一种秘方证实有效，研制者们也不敢把药物的成分，作用及副作用公布于众，所以，他们才称为秘方。

请牢记，每一种癌症，每个癌症患者，或每一期癌症，都有不同的治疗方案，而秘方研制者，却千篇一律，只用一种秘方治疗所有癌症，很难做到行之有效。

（5）在康复期多吃营养保健品有益康复：2001年中国保健食品年销售额175亿元，比上一年减少43%。当今，保健营养的信誉扫地。

中国保健营养品存在问题多多，绝大部分是以中医理论为基础，以中草药为原料加工制作出来，根本没有或极少做过研究，凡是抗癌保健品均以具有抗癌，杀死癌细胞，增强免疫功能为招牌。事实上，根本没有这种抗癌作用。更缺乏行业标准和行业规范，都是短期行为，都有想急于挖到"第一桶金"就跑，就换品牌的思想。

要记住，在康复期中，不必应用保健品，应用越少越好，不用最好，不要轻信虚假的文字宣传，不要上明星广告人的当，不要被骗。

（6）康复后不想进入社会角色：乳腺癌患者在渡过患病初期的"癌症危机"后，精神力量几乎消耗殆尽，在重新安排将来生活的漫长康复中，将要重新进入社会角色，然而家庭成员的过分关心，丈夫或情人性爱的淡漠，周围同事，领导的过分照顾或疏远，路人对自己胸部的盯视，亲属、朋友、同学、同事、上司、邻居等对自己态度的变迁都会造成心理影响。

在康复期，患者要正视现实，要树立"社会难以服从个体，而个体必须适应社会"的观念。患者要积极面对各种消极因素对自己的影响。患者要学会心理放松的技巧和内心意象法，来摆脱社会因素的干扰。

在进入社会角色之前，要选择一个适宜的假乳佩戴，会重新建立起自我形象的完美，或选择乳房重建的适宜时机和方式，这是以健康的心态进入社会角色，更有利康复。

（7）康复后性生活停止：性是人类需要的又不可缺少的生活内容，对身心康复十分重要。乳腺癌患者手术切除乳房以后，明显地影响自身形象和社会意识。自体形象、自我概念和自尊均受到严重创伤；存在有再过性生活将会影响康复、加速癌症复发、传染给配偶等多种担心和忧虑，从而产生心理性性功能障碍。

北京大学临床肿瘤学院一项调查表明，癌症患者手术治疗后性功能普通受到不良影响，性功能障碍发生率显著增高。研究表明，癌症患者中广泛存在对性生活的错误认知，这是导致性功能障碍的心理因素。

患者应当接受医生的性生活指导，消除顾虑及恐惧心理，应当恢复术前的性生活及性生活以外的亲呢活动，并做好心理上保护（如性生活活动不要触及患者手术区），从而增强自信心，使康复后重新以完整的自我进入先前生活及工作轨道。

其实，科学家早已归纳出性生活的奇效，如有利于消除术后失眠，减轻经前综合征，有助于女性阴道消毒，减轻或缓解术后疼痛，促进女性生殖器官健康，减缓衰老，提高机体免疫功能，增强记忆力，促进血液循环，强心健肺，让男性更强壮等。

3. 乳腺癌患者药物康复

康复期是指乳腺癌患者第一治疗（手术、放疗、化疗、内分泌治疗等）的结束。康复期还要不要继续用药，用什么药这是众多患者一直关注的问题，现将有关问题介绍如下。

（1）首先要明确是否必须用药：不少乳腺癌患者对药物疗效期望值很高，稍有不适，或咳嗽、或肢体疼痛，就首先想到癌症转移或复发，于是就去吃什么营养药，保健品，或去痛片，殊不知凡是药都有毒副作用、过敏反应，或成瘾性，甚至有潜在的致癌作用。药物对人体的危害，有时甚至超过药物的治疗作用，甚至可以危及生命。

至今，新药不断出现，但千万别治病心切，什么药都相信，有病必须到大医院请专科医生诊治。即使是营养保健品，对身体康复未必有利。

（2）用量要小、品种要少：绝大多数药品，包括维生素，在癌症患者尤其年龄较大者体内停留时间延长。因此，用药剂量应是成年剂量的 1/2 ～ 3/5。不可同时服用多种药物，因为服用 6 种药物，不良反应发生率高达 80% 以上，所以，服药必须遵医嘱。绝不可滥服、多服，以免中毒或出现毒副反应。

（3）注意不良反应：若以前有对某药有过不良反应的病史，在就医时必须向医生加以说明，以防发生意外。在服药后出现不良反应，如恶心、呕吐、发热、皮肤瘙痒或皮疹、腹泻等，应立即停药，并应去医院检查和治疗，不可掉以轻心。

（4）天然不等于安全：很多中草药制品，都打着纯天然的幌子，来吸引买主，请不要上当。

目前，中草药极少是天然生长出来的，可以说，几乎100%是人工栽培种植的。中草药也受到病虫害的侵袭，同时受到土壤里的有毒矿物质、农药及污染水的污染；它本身也含有多种对人体有害的生物碱，所以，天然并不与安全等同。

不可受中药"有病治病，无病强身"的错误理念的影响，什么小病、大病、头痛、脑热都吃中成药。

乳腺癌患者在康复期，不需要用药物来康复。无病不吃药。

七、化学药物治疗的并发症防治

1. 化疗的临床意义

化学药物治疗是妇科肿瘤的主要辅助治疗方法。

(1) 化学药物治疗的临床意义：①妇科肿瘤对化学药物比较敏感的可以提高疗效。②化学药物治疗是一种全身性治疗，可以改变体内微环境，不利于癌细胞生长。③化学药物治疗可以弥补手术治疗的缺点，消灭因手术过程中转移的癌细胞，有助于预防术后复发，提高治愈率。④化学药物治疗可以消灭或控制术后体内残存灶，从而提高术后生存率。⑤对于已无法实施手术的晚期妇科肿瘤患者，化学药物治疗后可使肿瘤缩小、固定，为以后手术创造条件。

(2) 化学药物治疗的原则：①化学药物治疗一定要及时足量，间歇用药。既可有效地消灭或控制癌细胞的增殖，又不会过度抑制机体的免疫功能，而导致化疗不能顺利完成。②多种化学药物联合治疗，是为了提高化学药物的治疗效果，联合用药大于单一用药，可以同时或序贯应用几种不同类型。毒性不相重复和互不交叉耐药的化学药物，但多种化学药物联合应用时，其毒副作用也相对较大。③根据每种肿瘤的组织学类型和癌细胞的分裂增殖周期选择化学药物和制定化疗方案。

(3) 化学药物治疗方法：①全身化疗使用化学药物静脉或口服、肌注给药。②腹腔化疗可经插管或采用腹腔化疗装置或腹腔穿刺的方法给药。

2．细胞动力学与化疗

细胞动力学主要研究细胞群体增生、分化、成熟及死亡动态过程及多种因素的干扰反应。

肿瘤化疗与细胞动力学有着密切的关系，利用正常细胞与肿瘤细胞生物学特异性差异。可提高化疗疗效，又可减少化学药物的不良反应。

（1）细胞周期：细胞从一次分裂结束到下一次分裂结束的一个周期称为细胞增殖周期，简称细胞周期。肿瘤细胞的增殖大都需要经过这样的周期，每经过一次有丝分裂，细胞就会增殖一次。细胞增殖周期分为 G1、S、G2、M、G0 周期，见图 27。

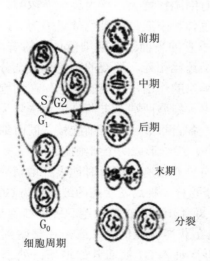

图 27　细胞周期和分裂各个阶段

M 期：有丝分裂；G1 期：DNA 合成前期；S 期：DNA 合成期；G2 期：DNA 合成后期；G0 期：休止期。

① G1 期：为 DNA 合成前期，此期中细胞体积明显增大，核

糖核酸（RNA）和蛋白质的生物合成在迅速形成，但无脱氧核糖核酸（DNA）的合成，DNA 合成的前体物质均在此期合成，故称DNA 合成前期。

②S 期：为 DNA 合成期，利用各种前体物质合成 DNA，该期中 DNA 含量增加 1 倍。

③G2 期：为有 DNA 合成后期，亦称丝裂前期。在此期中 DNA 合成终止，但作为丝裂期中纺锤丝原料的微管蛋白则在此期合成。细胞在 G2 期完成了分裂的准备，以后便进入丝裂期。

④M 期：为丝分裂期，分为前期、中期、后期和末期。前期中心体内的中心粒一分为二，互相分开，向两端移动，其间以纺锤丝相连。同时细胞核增大，核内染色质浓缩，逐渐形成一定形态和数目的染色体。中期每条染色体纵裂为二，并在细胞中央排列成与纺锤丝垂直的平面。后期染色体上的着丝点又一分为二，分别与两端的纺锤丝相连。丝裂的染色体完全分开，其数量增加一倍。由于纺锤丝的作用，分裂的染色体在细胞内向相反的方向移动，分别集中于细胞两端。末期染色体恢复为染色质状态，核仁与核膜重现，各自形成一个新细胞核。同时细胞质均分，细胞膜中部凹陷隔开，终于形成两个新细胞。

另外，还有一些细胞可以暂时地离开增殖周期，但仍保持增殖的能力。处于这样一种后备状态的细胞称为 G0 期细胞。

⑤G0 期：即休止期，正常细胞和肿瘤细胞都可能有 G0 期细胞。G0 期细胞在获得调控信息（或是在某些刺激因素作用下），可以从 G0 期再次进入 G1 期而开始增殖。处于增殖周期的细胞对药物敏感，而非增殖细胞（G0 期细胞）对药物不敏感，所以，G0 期细胞是肿瘤复发的根源。

DNA 有两种重要功能控制蛋白质和酶的合成和进行自我复制。这两种功能都在 G1 期通过一系列的生物合成反应来实现。

因此，临床上可选用抑制 DNA 和（或）RNA 合成的药物来达到杀灭肿瘤细胞的治疗目的。

（2）肿瘤化疗的有关概念：①在毒性限度内，化学药物剂量越大，杀灭肿瘤细胞越多，其杀伤作用与药物浓度有关，一定浓度的化学药物可杀死一定比率的肿瘤细胞。②机体增殖代谢相对活跃的细胞，如骨髓造血细胞、上皮黏膜细胞及肝细胞，也会受到化疗药物的伤害，化疗药物浓度应在毒性限度内增加。③化疗药物在毒性限度内只能杀灭到 105～104 肿瘤干细胞，然后靠机体免疫功能消灭残存的癌细胞。

（3）化疗与细胞的动力学：利用正常细胞与肿瘤细胞在增殖、分化、成熟等多方面差异，设计合理化疗方案，以杀灭更多的肿瘤细胞而保存正常细胞。根据化疗药物对细胞周期的各种生物合成环节的作用不同，可将化疗药物分为两类。

①细胞周期特异性药物：此类药物的特点是在小分子水平上抑制 DNA 合成，只对增殖细胞有杀伤作用；作用缓慢，正常人骨髓造血干细胞 G0 期多，而肿瘤细胞多为增殖期，所以化疗药物对肿瘤细胞有特异性的杀伤作用。

②细胞周期非特异性药物：此类药物的特点是在大分子水平上抑制 DNA、RNA 和蛋白质的合成或与 DNA 结合成复合体，对增殖期细胞及休止期细胞均有杀伤作用；作用快，杀伤力强，细胞呈指数式下降。

3. 治疗妇科癌症有效化疗药物

（1）卡铂（CBP）：卡铂又名炭铂（JM-8），是第二类铂类复合物，由于抗肿瘤活性较强，而消化道反应及肾脏毒副作用又较低，因而受到全球广泛重视。卡铂能与 DNA（脱氧核糖核酸）结合，形成交叉键，从而破坏 DNA 的功能而不能再复制。卡铂为广谱抗癌药，是一种细胞周期非特异性药物，主要通过肾脏排出。

①用法及用量：静脉注射，300～400毫克/米²，4周重复1次。

②不良反应：消化道反应，可出现食欲缺乏、恶心，严重者可出现呕吐。骨髓抑制，用药后2～5天可出现血小板减少，大多在14～31天内降至最低值，可在30天左右恢复正常。相继或稍后即可出现白细胞减少，大多在14～28天内降至最低值，但恢复较慢，可于40天左右恢复正常。严重者可出现血红蛋白减少，如果三系血细胞均减少时，则恢复较慢。肾功能损伤，原有肾功能减退或用药剂量较大时，可引起肾功能减退使血尿素氮、肌酐增高。局部刺激，若药液漏于血管外时，可引起肿胀、疼痛，但多不严重。

③注意事项：静脉滴注时，应避免直接日光照射，最好用黑纸遮光；最好溶于5%葡萄糖液中快速滴注；注射用卡铂应于室温避光保存。

（2）顺铂（顺氯氨铂，DDP）：顺铂为铂的络合物，是一种广谱抗癌药物，对多种动物肿瘤均有抑制作用。药理作用也是能与DNA结合，生成交叉键，从而破坏DNA功能而不能再复制。

顺铂是一种细胞周期非特异性药物。静脉注射后在肝、肾、膀胱分布最多，90%与血浆蛋白结合，排泄较慢。与卡铂一样对肿瘤有较好疗效，与其他化学药物联合应用疗效更好。

①用法及用量：顺铂一般剂量为20～30毫克/米²，溶于0.9%氯化钠注射液200毫升中，静脉滴注，连用3～5天（总量为150毫克），3周后再重复，可重复3～4个疗程。大剂量为80～120毫克/米²，同时进行水化和利尿，每3周用药1次，静脉滴注，可重复3～4次。腹腔注射时可用50～100毫克/次，溶于0.9%氯化钠注射液2000～3000毫升，腹腔内注射，每2～3周1次。

②不良反应：消化道反应，一般于注射后1～2小时，出现恶心、呕吐、不思饮食。腹泻维持4～6小时或更长，多在停药2～3

天后消化道症状才消失，但少数患者可持续1周以上。骨髓抑制，主要表现白细胞减少，大多发生在剂量超过一日100毫克/米^{2}时，血小板减少相对较轻。听神经毒性，可出现耳聋、耳鸣、头痛或听力丧失等。肾脏毒性，大多发生在用药1～2周内，可出现血尿、蛋白尿及管型尿，血清尿素氮升高，药物总量越大，肾损害越重。心、肝损伤，用量较大时，可出现心电图异常改变及肝功能受损表现，如丙氨酸氨基转移酶增高。

③停药指证：外周血白细胞低于$3.5×10^9$/升者；外周血血小板低于$75×10^9$/升者；三系血细胞同时或先后均有减少者；持续恶心、呕吐影响进食者；尿中出现蛋白、管型、红细胞、白细胞超过正常者；血清尿素氮高于正常水平者；既往患过心、肾、肝、内耳疾病者。凡出现以上现象者，应立即停药。

④注意事项：用药期间应大量饮水或输液强化利尿，以减少毒副作用；用药前可给予止吐药；密切观察血常规、尿常规、肝功能、肾功能与听力变化，以及时调整剂量或停药处理；本药品应密闭避光保存，以防变质失效。

（3）紫杉醇（泰素，紫泰，特素，TAX或T）：紫杉醇的有效成分是从紫衫的树干、树皮或针叶中提取或半合成的。1983年进入临床研究，1994年在我国上市，它是一种复杂的二萜类混合物，是一种新的抗微管药物。微管在维持正常细胞功能方面具有重要的作用，紫杉醇作用于微管－微管蛋白系统，微管出现异常使纺锤体失去正常功能，导致细胞死亡。

紫杉醇为一种细胞周期特异性药物，主要作用于G0晚期和M期，具有显著的放射增敏作用，诱导肿瘤坏死因子a基因的表达。

紫杉醇对人及动物的多种肿瘤有效，为一种广谱抗癌植物药，对顺铂、阿霉素耐药的癌细胞也有效。单药紫杉醇治疗卵巢癌，有效率为36%，对顺铂耐药患者的有效率是30%，无明显耐药的患者的有效率为 50%。

①用法和用量。静脉滴注时单用剂量一般为 135 ～ 200 毫克／米^2，配合升白能时为 250 毫克／米^2，联合用药为 135 ～ 175 毫克／米^2，每 3 ～ 4 周重复 1 次。一般将紫杉醇溶于生理盐水或 5% 葡萄糖液稀释至浓度为 0.3 ～ 1.2 毫克／毫升，静脉滴注，24 小时滴完。腹腔化疗时每次用量 60 毫克／米^2，每 3 周重复 1 次。

②不良反应。消化道反应，用药期间可出现轻度至中度消化道反应，主要有恶心、呕吐、腹泻、腹痛、口腔炎、食欲减退等。骨髓抑制，当以 200 ～ 250 毫克／米^2 的剂量连续输注 24 小时时，中性粒细胞常低于 $1.0×10^9$／升，而中性粒细胞减少几乎是普遍的不良反应。大多在 5 ～ 10 日后恢复正常。与升白能同时用药时，可减少中性粒细胞减少症的持续期及并发症。神经毒性，凡属输注剂量超过 200 毫克／米^2 时，几乎均会发生感觉性神经病，主要表现呈手套状和脚袜状分布的麻木、刺痛、烧灼感及口唇麻木。心血管系统毒性，可出现低血压和心动过缓。过敏反应，通常于开始输注的第一个小时中出现严重症状，如低血压、呼吸困难、荨麻疹、面部潮红、腹痛、四肢酸痛等。肝胆毒性，可出现轻度黄疸、碱性磷酸酶升高、丙氨酸氨基转移酶升高。脱发，但停药后可长出新发。局部刺激，注射部位可出现静脉炎，药液外漏处可出现水肿、疼痛、红斑和硬结，严重者可出现蜂窝织炎、皮肤变黑等反应。

③注意事项。所有患者在应用该药之前必须预防用药，以防止发生严重的过敏反应；用药前 12 小时和 6 小时各服用地塞米松 20 毫克；用药前 30 ～ 60 分钟，肌内注射苯海拉明 50 毫克或异丙嗪 25 ～ 50 毫克，静脉注射西咪替丁 300 毫克；用药前必须用 5% 葡萄糖液稀释，稀释后的终浓度应为 0.3 ～ 1.2 毫克／升，稀释过程中，应缓慢旋转瓶子以使其扩散，但不可摇动；配制输液时，

该药不得接触聚乙烯塑料装置、导管或器材，配置好溶液后应立即输液，并使用专用聚乙烯输液装置；输液时应防止外渗，以免引起局部坏死或血栓性静脉炎；本药只能由有临床经验的医生和护士应用或输注；患有肝、心疾病者应慎用。

（4）环磷酰胺（CTX）：环磷酰胺在体外实验并无抗癌活性，但进入体内后被肝脏和肿瘤组织内存在的过量的磷酰胺酶或磷酸酶水解后，转化为活化作用型，释放出氮芥基，因而产生抑制肿瘤生长的作用。环磷酰胺属于细胞周期非特异性药物，对多种动物肿瘤均有抑制作用，其抗癌谱较广，毒性又低于氮芥，故临床应用受到重视。

肝肾功能有障碍时可使其毒性作用加强，有些药物对其代谢、活性和毒性均有影响，应用时应更加注意。本药与其他抗癌药联合治疗卵巢癌可提高疗效。

①用法及用量。静脉注射时 $400 \sim 600$ 毫克/米^2，每周 1 次，总量 8 克左右为 1 个疗程；口服，每次 50 毫克，每日 3 次。

②不良反应。消化道反应，用药后患者可出现食欲缺乏、恶心，大剂量应用时可出现呕吐。骨髓抑制，用药后可出现白细胞减少，相继可出现血小板减少，严重者可出现三系血细胞均减少。中毒性膀胱炎，为该药所特有的毒性反应，在大剂量注射时可出现尿急、尿痛、尿频、少尿、血尿和蛋白尿等。脱发较多见，多发生于用药后 $3 \sim 4$ 周，但停药后头发可再生。肝脏毒性，可引起肝功能损伤，因此对原有肝脏疾病患者应慎用。

③注意事项。本药大剂量应用后，有诱发膀胱癌的可能；本药应避免高热及日光照射，以防变质。

（5）阿霉素（ADM）：阿霉素为一种广谱抗癌药物，对多种动物肿瘤有抑制作用，其疗效高于柔红霉素，且毒性略低。阿霉素可抑制脱氧核糖核酸（DNA）和核糖核酸（RNA），对 RNA 的抑制更为明显，可选择性作用于嘌呤核苷。

本药在血浆中迅速消失，广泛分布于肝、脾、肾、肺和心脏中，主要存在肝脏代谢中，因此肝肾功能不全时，可使毒性增加。

本药为细胞周期非特异性药物，对 S 期及 M 期作用最强，对 G1 及 G2 期也有作用。

①用法及用量（可任选一种方法）。一般主张间断给药，40～60毫克/米^2，每3周1次，静脉注射。也可以选择每日 20～30毫克/米^2，连续3天，间隔3周用药1次，静脉注射；或选择给予25～35毫克/米^2，每周1次。但是用药总量不超过 450～550毫克/米^2，以免发生严重心脏毒性。

②不良反应。消化道反应，用药期间可出现口腔黏膜红斑、糜烂、溃疡、食管炎、胃炎、恶心、呕吐等。骨髓抑制，有 60%～80% 的患者在用药期间出现白细胞和血小板同时或先后减少，反应严重者，可出现三系血细胞均减少，且恢复较慢。心脏毒性反应，有 6%～30% 的患者在用药期间出现心动过速、期外收缩及 ST-T 改变，且与用药剂量无关。用药剂量过大者可导致急性心力衰竭，与原先患有心脏疾病无关。脱发，应用本药后几乎100%的患者可出现不同程度的脱发，停药后即可长出黑发。局部刺激应用本药浓度过高者，可引起静脉炎，如药物漏于血管外可引起局部组织溃疡和坏死。

③注意事项。应用本药时，应注意随访，因为本药所致的心脏毒性多出现在停药后1～6个月；应用本药时及早给予维生素 B$_6$ 及辅酶 Q$_{10}$，可降低心脏毒性；应用本药者尿可呈红色，而非血尿，应注意两者的鉴别。

（6）博来霉素：博来霉素是一种抗癌抗生素，主要的药理作用是抑制胸腺嘧啶核苷作用于脱氧核糖核酸（DNA），并与 DNA 结合而导致破坏、分解 DNA 的功能。该药对多种动物肿瘤有抑制作用，为细胞周期特异性药物，主要作用于 S 期，抗癌谱较广。静脉注射后，30分钟血浆浓度达到最高峰。

①用法及用量。肌内注射时成人每次剂量为 15～50 毫克（1.5 万～3 万单位），用 0.9% 氯化钠注射液 2～3 毫升溶解，行深部肌内注射，每周 2 次，1 个疗程总量为 300～600 毫克；静脉注射时剂量同肌注，溶于 0.9% 氯化钠注射液或 5% 葡萄糖液 10～20 毫升，缓慢静脉推注。

②不良反应。消化道反应，可有食欲缺乏、恶心、腹泻等。皮肤反应，色素沉着、皮炎、皮疹等。发热反应，用药期间可出现体温升高，因此要从小剂量开始应用。其他反应，脱发、指端麻痛、口角炎及溃疡等。

（7）足叶乙苷（鬼臼乙叉苷，VP-16）：VP-16 是一种有丝分裂药，为细胞周期特异性药物，可使细胞在有丝分裂期停止分裂，VP-16 对多种动物肿瘤有抑制作用，抗癌谱极广。静脉注射后，大多与血浆蛋白结合，72 小时后有 43% 由尿液排出。口服后约有 50% 被肠道吸收。VP-16 与顺铂联合应用治疗卵巢癌有一定疗效。

①用法及剂量。静脉注射或静脉滴注时，单一用药剂量为 60～100 毫克/米^2（一般一次剂量 100 毫克），加入 0.9% 氯化钠注射液 500 毫升，静脉滴入，每日或隔日 1 次，连用 3～5 次，3～4 周后重复用药，总剂量为 1000～2000 毫克；口服每日 100～120 毫克/米^2，连用 5 日，3 周后重复用药。

②不良反应。消化道反应，有食欲缺乏，恶心、呕吐、腹泻等。骨髓抑制，用药期间可出现白细胞、血小板减少，停药后可恢复正常。心血管反应，可出现头痛、头晕、心悸、低血压等。脱发，用药后可出现脱发，但停药后可长出新发。局部刺激，输液后可出现刺痛，输液外漏处可出现肿痛，组织坏死，溃破、化脓、感染等。

③注意事项。静脉滴入速度不可过快，至少 30 分钟输完，以免引起低血压。不得做腹腔注射。不得与葡萄糖液混合，以免形

成微细沉淀，且不稳定。药必须用 0.9% 氯化钠注射液稀释。注射液应避光保存，以防变质失效。

（8）多西紫杉醇（DTAX）：多西紫杉醇是由欧洲植物针叶中提取的巴卡丁经过半合成而制成的。

多西紫杉醇在缺少鸟嘌呤核苷三磷酸（GTP）时，作为一个聚集稳定的微管蛋白解聚的抑制药，其效力是紫杉醇的 2 倍。多西紫杉醇对多种动物的肿瘤和人体多种癌症有抑制作用。

本药为细胞周期特异性药物，将细胞阻断于 M 期，一般不抑制 DNA 和 RNA 与蛋白质的合成。此药用于治疗卵巢癌，对抗铂性卵巢癌有效率为 30%。

①用量及用法。静脉滴注时每次 100 毫克 / 米^2，溶于静脉滴注 1 小时。每 3 周重复 1 次。0.9% 氯化钠注射液或 5% 葡萄糖液稀释，最终浓度为 0.3 ～ 0.9 毫克 / 毫升。

②不良反应。消化道反应，可出现食欲缺乏、恶心、呕吐、腹泻、便秘、黏膜炎、肝功能损害。骨髓抑制，可出现白细胞减少、血小板减少、贫血。其他反应，可出现肌肉关节痛、过敏反应、感染、发热、水肿、头痛、感觉障碍。

③注意事项。本药与 VP-16、CTX 有协同作用，与 ADM、DDP 无协同作用；应用本药前应口服苯海拉明、地塞米松等可减轻不良反应程度。

（9）长春瑞滨（NVB）：本药属于长春碱类，是抑制细胞分裂的抗肿瘤药物，直接作用于微管蛋白 / 微管的动态平衡，可抑制微管蛋白的聚合，并使细胞分裂期微管崩解，对微管蛋白螺旋化的作用低于长春新碱。本药可通过阻断 G0 期与 M 期细胞的有丝分裂，而导致细胞进入休止期或是分裂后期的细胞死亡。此药属于细胞周期特异性药物，用于治疗卵巢癌。

①用法及用量。单药治疗 20 ～ 30 毫克 / 米^2，本药注射液必

须先用0.9%氯化钠注射液稀释至50毫升，于短时间（6～10分钟）内静脉输入，然后再用250～500毫升生理盐水，静脉滴注。联合用药可根据治疗方案而定。

②不良反应。消化道反应，可有食欲缺乏，偶见恶心、呕吐、便秘（肠麻痹引起）。骨髓抑制，可出现粒细胞减少，中度贫血。周围神经毒性反应，深部减反射减低，长期用药可出现下肢无力。呼吸系统反应，可引起呼吸困难或支气管痉挛，多于注射药物数分钟或数小时内发生。其他不良反应有进行性中度脱发、下颌痛、局部静脉炎。

③注意事项。严重肝功能障碍，妊娠及哺乳女性禁用；外周血白细胞少于$2.0×10^9$/升应停止使用；肾功能不全者应慎用；应避免与肝脏放射治疗同时进行；如有药物外漏时，应立即停止注射；如因不慎药液进入眼睛时，应立即用大量清水或生理盐水冲洗。

4. 化疗药物引起消化道反应的防治

治疗妇科肿瘤的化学药物，几乎全部有不同程度的消化道反应。

（1）消化道反应的临床表现：①食欲缺乏。用药期间，患者可首先出现不思饮食，食量减少。②恶心、呕吐。多出现于用药后1～2小时，持续时间不定。③口腔炎。用药期间或用药后口腔黏膜肿痛、糜烂、破溃、脱落或出现溃疡、疼痛，影响进食、进水。④食管炎。患者自觉胸骨后隐痛、烧灼感，吞咽时加重。⑤胃炎。有上腹部不适、隐痛、反酸、腹胀、腹痛。⑥肠炎。患者于用药期间出现腹痛、腹泻、腹胀，严重者可出现血性腹泻等。

（2）引起呕吐反应的化学药物：①顺铂（DDP）。几乎100%出现不同程度呕吐，一般于注射后1～2小时发生，持续4～6小时或更长，停药2～3日后消失。②卡铂（CBP）。③环磷酰胺（CTX）。化疗后9～18小时才发生。④紫杉醇（TAX）。发生率为 53%。⑤阿霉素（ADM）。⑥异环磷酰胺（IFO）。⑦足叶乙苷（VP-16）。⑧博来霉素（BLM）。⑨多西紫杉醇（DTAx）。发生率45%。⑩长春瑞滨（NVB）。⑪表阿霉素（EPI）。⑫5-氟尿嘧啶（5-Fu）。⑬丝裂霉素 C（MMC）。

（3）呕吐的类型：①急性呕吐。急性呕吐是指患者于应用化学药物后至 24 小时内出现呕吐者。②延迟性呕吐。延迟性呕吐又称迟发性呕吐，是指患者于应用化学药物 24 小时后至第 5～7 天内出现呕吐。③预期性呕吐。预期性呕吐是指患者于第一个疗程即出现严重的呕吐，而在第二个疗程未用药就出现恶心、呕吐者。这是由于患者的心理因素所引起的条件反射性呕吐。

（4）呕吐的程度：化学药物引起的恶心、呕吐程度与所用药物种类、剂量、用药途径、疗程及患者对药物的敏感性有关。①轻度反应。恶心、呕吐可在用药后 1～4 小时开始，持续 24 小时左右，吐出物多为胃内容物，恶心可持续 1 周左右。②中度反应。恶心可在用药后不久开始，持续呕吐，吐出物除胃内容物外，可有胆汁，呕吐可持续 2～3 天。③重度反应。呕吐频频发作，可出现脱水、电解质紊乱及酸碱失衡，甚至出现抽搐。④剧烈反应。少数患者出现呕血，甚至出现出血性休克，血压下降，甚至测不出血压。

（5）防治

①心理治疗。医生应向患者介绍所用化学药物的名称、消化道不良反应的程度和表现及预防方法，使患者有精神准备，平静地接受化疗。患者在化疗前，要根据自身情况采取应对措施，必须消除紧张情绪和恐惧心理，树立顽强的意志，既能顺利完成手术，也能顺利冲出化疗不良反应关，获得抗癌的最后胜利。

②饮食治疗。化疗期间患者应进食易消化、清淡、少油脂、易排空的饮食，如牛奶、豆浆、蛋糕、蛋羹、面条、麦片糊等。化疗当日，早餐提前，可以使胃排空在化疗用药之前已完成，可

避免呕吐，进食半流质软食，可缩短胃排空时间，避免呕吐胃内容物，午、晚餐推迟，可避开药物不良反应的高峰期，有利于肠内消化吸收，不影响患者营养，少进食过甜食物，可避免胃内产酸，减少呕吐。停止呕吐后，应进食高蛋白、高能量、高维生素、少油饮食，如禽肉、禽蛋、鱼虾、豆制品、奶制品、少食或不食红肉，多食用新鲜蔬菜，每日不少于400克，水果每日不少于100克。

③对症治疗。化疗期间，可将生姜汁滴在舌下，每次3～5滴，每1～2小时1次；咀嚼生姜，姜汁咽下，姜渣含在口内继续咀嚼；应用镇静药物，化疗前20分钟可给予地西泮10毫克，肌内注射；保护胃黏膜药物，如硫糖铝，每次1克，每日3～4次；枸橼酸铋钾，每次1包，每日3～4次，化水冲服。纠正水、电解质紊乱，呕吐严重，出现水、电解质紊乱及酸碱失衡者，应及时补充液体、电解质纠正酸碱失调。无法进食时，可给予肠道外高营养液。

④止吐药物治疗。萘二磺酸乙乳胆铵（阿克吐），每次25毫克，每日3次，口服。硫乙拉嗪（吐来抗），每次10毫克，每日3次，口服。普鲁氯丙嗪，每次10～20毫克，每3～6小时1次，口服。氟哌啶醇，每次1～3毫克，稀释后静脉注射，每2～4小时一次。托烷司琼（呕必停），每日5毫克，疗程6天，第1天静脉给药，将5毫克呕必停溶于100毫升林格液或10毫升5%葡萄糖液中，于化疗前静脉滴注或缓慢静脉推注；第2～6天口服给药，至少要在早餐前1小时用水送服胶囊。屈大麻酚（9-HTC）最好于化疗前1～3小时服用，初次剂量为5毫克/米^2，然后化疗后每2～4小时给药一次，每日4～6次，如仍无效又无明显不良反应（感觉和知觉暂时紊乱）时，可按5毫克/米^{2}增加服用量，直至最大剂量，每次达到15毫克/米^{2}为止。昂丹司琼（枢复宁）于化疗前将8毫克/米^2，溶于生理盐水或5%葡萄糖液100毫升内，然后缓慢静脉注射，或于化疗前静脉滴注8毫克昂丹司琼（滴注时间为15分钟）；化疗开始后4小时和8小时各再缓慢静脉注射或

滴注 8 毫克昂丹司琼或以每小时 1 ～ 2 毫克的速度持续静脉滴注，但 24 小时用药总量不得超过 32 毫克；为预防延迟性呕吐的发生，可采用口服维持治疗，每次 8 毫克，每日 3 次，化疗前如加注地塞米松 20 毫克，可加强本品的止吐作用。格雷司琼（康泉），每日 3 毫克，于化疗前 20 分钟，将本品 3 毫克生理盐水或 5% 葡萄糖液 20 ～ 50 毫升，静脉滴注，每个疗程可连用 5 天。

5．化疗药物引起骨髓抑制的防治

随着化疗周期的增多、药物剂量的增加，骨髓抑制也越加明显，引起骨髓抑制的药物见表 9。

表 9　化学药物的骨髓抑制程度和持续时间

化学药物	骨髓抑制程度	骨髓抑制最低天数	骨髓抑制恢复天数
蒽环类药物	+++	6 ～ 13	21 ～ 24
长春碱类药物	+ ～ ++	4 ～ 9	7 ～ 21
阿霉素	+++	7 ～ 14	28
5-氟尿嘧啶	+++	7 ～ 14	14 ～ 21
表阿霉素	++	7 ～ 14	21 ～ 24
抗嘌呤类药物	++	7 ～ 14	14 ～ 21
足叶乙苷	++	5 ～ 15	18 ～ 22
环磷酰胺	++	10 ～ 21	18 ～ 40
亚硝脲类药物	+++	26 ～ 60	35 ～ 85
紫杉醇	+++	11 ～ 30	4 ～ 15
卡铂	+++	16	21 ～ 25
顺铂	+++	16	21 ～ 25
多西紫杉醇	+++	21 ～ 28	28 ～ 35
长春瑞滨	++	7	10 ～ 21
光辉霉素	+	5 ～ 10	10 ～ 18
丝裂霉素 C	++	28 ～ 42	42 ～ 56
吉西他滨	++	11 ～ 16	10 ～ 15

（1）临床表现

①粒细胞减少。多在化疗中逐渐减少，可以突然畏寒、高热、

全身乏力。用药 6～7 天后粒细胞极度低下时，可出现严重感染，如咽痛、红肿、口腔黏膜溃疡和坏死，颌下和颈部淋巴结肿大，可出现急性咽峡炎。严重者可出现多发性脓肿、肺部感染、败血症、脓毒血症等，往往导致患者死亡。

②白细胞减少。外周血白细胞计数低于 $4.0×10^9$/升，发病较缓慢，少数患者可无症状。大多数表现为头晕、乏力、疲倦、食欲减退或伴有低热。如不验血检查还以为是化疗反应。有的患者反复、多发性感染，如上呼吸道感染、皮肤感染、口腔炎及泌尿系感染等。

③血小板减少。血小板减少出现较晚，主要表现为全身皮肤淤点、紫癜、淤斑，严重者可有血疱和血肿。

④血红蛋白减少。血红蛋白减少晚于白细胞减少，主要表现为头晕、耳鸣、无力，严重者出现心悸、胸闷和呼吸困难。

患者在化疗期间，多有程度不同的白细胞减少、粒细胞减少，相继出现血小板减少，随着化疗的进程，则出现血红蛋白减少，反应严重者可出现三系血细胞（白细胞、血小板、红细胞）均减少，甚至发生药源性急性再生障碍性贫血，预后不良。

（2）防治

①密切观察。化疗期间每周检查 1 次血常规，如发现白细胞低于 $4.0×10^9$/升、血小板低于 $5.0×10^9$/升时，应停止化疗，并每周检查 2 次血常规，密切观察其变化。

②出现白细胞减少采取积极措施。中性粒细胞绝对值低于 $0.5×10^9$/升时，应立即采取以下措施：有条件应安置患者于"无菌室"；采取严格的消毒隔离措施；紫外线照射病房，每日 2 次，每次 1 小时，照射时用布遮住患者双眼；病室内每天用 0.5% 消毒灵清洁台面和地板；加强皮肤、口腔、肛门、阴道的护理，以防交叉感染；发生感染时，应明确感染性质及部位，及早应用足量

广谱抗菌药物，抗菌药物治疗无效者，应考虑真菌感染的可能，如果是病毒感染，可用抗病毒药物，如阿昔洛韦或 α-干扰素；皮下注射重组人粒细胞集落刺激因子，每日 2 ～ 5 微克 / 千克体重，或粒 - 巨噬细胞集落刺激因子，每日 3 ～ 10 微克 / 千克体重，疗效显著，一般 5 ～ 7 日，白细胞可上升至正常。

③出现血小板减少者。应避免局部碰撞，注射针头拔出后应局部压迫，避免出血。

④加强个人卫生。患者的床单、衣服等，应保持清洁干燥。经常修剪指甲，并保持全身卫生。

⑤药物治疗。白细胞减少者，可给予碳酸锂，以刺激骨髓粒细胞生成。剂量为每日 0.6 ～ 0.9 克，分 3 次口服，显效后改为每日 0.4 克，分 2 次口服。维持 2 ～ 4 周，即为 1 个疗程。亦可应用维生素 B_4、利血生、鲨肝醇等。

⑥保持足够的尿量。化疗期间患者应大量饮水，以保持足够的尿量，一般每天排尿量在 1500 毫升以上，以使药物能及时排除，避免在体内积蓄，从而减少药物毒性。

⑦多喝绿茶。患者在化疗期间应多喝绿茶，每天 4 ～ 5 杯，不仅可以利尿，还具有抗癌及防癌的作用。

⑧中药治疗

八珍汤合六味地黄汤加减

【组 成】党参 12 克，黄芪 30 克，生地黄、熟地黄各 15 克，焦白术 12 克，当归 15 克，山药 15 克，山茱萸 9 克，茯苓 9 克，川芎 9 克，阿胶（烊冲）9 克，天冬、麦冬各 12 克，北沙参 12 克。

【服 法】水煎，每日 1 剂，分 2 次服。

【加 减】口干，舌红者，加西洋参 6 克，川石斛 15 克，天花粉 12 克，炙龟版 30 克；干呕、呕吐者，加姜半夏 9 克，姜竹茹 9 克。

大连翘汤合柴胡葛根汤加减

【组　成】沙参 20 克，姜 10 克，天花粉 12 克，金银花 15 克，石斛 15 克，连翘 20 克，蜈蚣 10 克，黄芩 12 克。

【服　法】水煎，每日 1 剂，分 2 次服。

【加　减】有出血倾向者，可加桃仁 12 克，泽兰 12 克，三棱 12 克，莪术 12 克；有牙龈出血者，可加生地黄 30 克，川牛膝 15 克，芦根 30 克。

6. 化疗期间口腔溃疡的防治

很多化学药物均有明显的不良反应——抑制骨髓造血功能，常出现白细胞减少，尤其是中性粒细胞减少或缺乏者又易导致口腔黏膜溃疡，严重者并发坏死性咽峡炎。

防治：①患者应卧床休息。②溃疡面积大，疼痛剧烈者，局部可涂 1%～2% 普鲁卡因或 2% 利多卡因溶液。③保持口腔清洁，餐后漱口，可用 3% 过氧化氢液口内含漱。④溃疡局部用冰硼散、青黛散、锡类散、阴阳生肌散等。⑤防治感染局部可涂金霉素软膏。⑥溃疡不愈合者，可以将适量的萝卜用水洗净，切碎，榨取汁液，用之漱口，每日次数不限；取川黄连末 6 克，蛋黄油适量，将二者调解匀即可，涂于溃疡面，每日数次；蛋黄 1 个，取其白色鸡蛋卵膜外衣，视溃疡大小而剪取后，用淡盐水浸泡数分钟消毒杀菌后，敷于溃疡面上，每日 2 次即可。⑦每日补充液体 2000～3000 毫升，必要时可静脉注射。⑧补充多种维生素，如维生素 B_1，每次 10 毫克，每日 3 次，口服；维生素 B_2，每次 10 毫克，每日 3 次，口服；维生素 C，每次 200～500 毫克，每日 3 次，口服。⑨白细胞减少者，可应用下列药物进行治疗：升白细胞药物，维生素 B_4，每次 20 毫克，每日 3 次，口服，或静脉注射，每日 20～30 毫克；鲨肝醇，每次 50～100 毫克，每日 3 次，口服；白血生，每次 200～300 毫克，每日 3～4 次，口服；利血生，每次 20 毫升，每日 3 次，口服；肌苷，每次 200 ～ 600 毫克，每日 3 次，口服，或静脉推注，或静脉滴注，每次 200 ～ 600 毫克，每日 1 ～ 2 次。⑩白细胞缺乏者，应给予隔离消毒治疗，并应用强有力的广谱抗生素，如头孢他啶、头孢哌酮等。如应用抗菌药物治疗无效者，应想到有真菌感染的可能，可改用氟康唑或两性霉素 B。重症者，应给予重组人粒细胞刺激因子，2 ～ 5 微克 / 千克体重，每日 1 次，皮下注射；或粒 - 巨噬细胞集落刺激因子，3 ～ 10 微克 / 千克体重，每日 1 次，皮下注射，疗程为 5 ～ 7 日，疗效较好。严重者可输入新鲜全血和丙种球蛋白。

7. 化疗期间白细胞减少的食疗方

化疗期间由于白细胞减少，抵抗力降低易感染、发热、食欲缺乏。因此，饮食应以清淡可口、易消化、营养丰富的食品为主，应避免油腻，辛辣食物和烟酒。可选用以下食疗方。

（1）葱白粥

【材料】葱白 3 根，粳米 50 克。

【做法】葱白用水洗净，切成段；粳米用水淘洗干净。先将粳米加水，用文火煮成粥，粥熟后加入葱白，再煮沸即可。

【用法】趁热食用，每日 1 ～ 2 次。

（2）紫苏粥

【材料】粳米 50 克，紫苏叶 6 克。

【做法】将粳米用水淘洗干净；将紫苏叶用水洗净，除去泥土及杂质。将粳米放入锅内，加水适量，置于火上用文火煮；将紫苏叶放入另一锅内，加水适量，煮沸后去渣取汁，加入粥内，加少许粗制盐（或不加）搅匀即可。

【用法】每日 1 次，每晚食用后微汗入睡。

（3）番茄猪肉粥

【材料】番茄 300 克或山楂 50 克，猪骨头 500 克，粳米 200 克，食盐适量。

【做 法】先将猪骨头砸碎，用开水焯一下捞出；番茄（或山楂）用水洗净。将猪骨头和番茄一起放入锅内熬煮，沥出汤汁；粳米用水淘洗干净，放入砂锅内，加入番茄骨头汤，先用旺火煮沸后改为文火熬至米烂汤稠，加入食盐即可。

【用 法】每日早、晚各服食 1 次。

（4）桂圆花生粥

【材 料】桂圆肉 10 克，连衣花生米 25 克，大枣 5 枚，猕猴桃 60 克，粳米 100 克。

【做 法】桂圆肉用水洗净，切碎；猕猴桃洗净，切片；糯米用水淘洗干净；大枣、花生米洗去泥土。将粳米、大枣、花生米下入锅内，加水适量，用旺火煮沸后，改为文火，熬至米烂，再下入桂圆肉、猕猴桃片，继续用文火熬至稀粥即可。

【用 法】每日 2 次，早晚食用。

（5）菱粉绿豆汤

【材 料】老菱角 30 克，绿豆 30 克，粳米 60 克，粗制糖适量。

【做 法】先将菱角用水洗净，放入锅内，加水适量煮熟，再去除菱角硬壳，烘干，研成细粉，装瓶备用；绿豆、粳米用水淘洗干净。将绿豆放入锅内，加水适量，煮至八成熟时加入粳米，用大火煮沸后改为小火，慢煮至绿豆和粳米烂成粥后，将菱角粉、粗制糖用凉开水调成糊状，徐徐淋入正在煮沸的米粥中，沸腾即可。

【用 法】每日 2 次，早、晚各食用 1 次。

（6）草莓绿豆粥

【材 料】粳米 ^{2}50 克，绿豆 100 克，草莓 250 克，粗制糖适量。

【做 法】绿豆去杂质，用水洗净泥土；草莓择洗干净。将粳米与泡好的绿豆一同放入锅内，加水适量；先用旺火煮沸后改为小火，煮至米烂绿豆开花，加入草莓、粗制糖，搅拌，再煮几分即可。

【用 法】每日 2 次，早、晚各食用 1 次。

（7）红小豆玉米粥

【材料】红小豆 15 克，玉米面 35 克。

【做法】红小豆洗净，放入砂锅内，加水适量，先用旺火煮烂后，加入玉米面，搅匀，再用中、文火煮沸至稠即可。

【用法】随意食用。

（8）栀子仁粥

【材料】栀子仁 10 克，粳米 100 克。

【做法】将栀子仁淘洗干净，晒干后研成细末。粳米淘洗干净放入锅内，加水适量，置于旺火上，煮沸后改为文火，熬成稀粥，调入栀子仁末，再煮沸至稠即可。

【用法】每日 2 次，早、晚各食用 1 次。

（9）白术槟榔猪肝粥

【材料】白术 30 克，槟榔 10 克，猪肝 100 克，生姜少许，粳米 100 克。

【做法】将猪肝用水洗净，切成小块；白术、槟榔、生姜用水洗净，切成小片。将猪肝块、白术片、槟榔、生姜片一同放入锅内，加水适量，用文火煎煮，取汁去渣，再用药汁同粳米共煮成粥。

【用法】每日 2 次，早、晚各食用 1 次。

（10）糯米阿胶粥

【材料】阿胶 15 克，糯米 100 克，粗制糖少许。

【做法】将糯米用水洗净，加水适量，用旺火煮沸后改为文火，煮成粥，放入捣碎的阿胶，边搅边煮，煮二三沸，直至阿胶溶化为止。

【用法】每日 2 次，早、晚各食用 1 次。

8. 化学药物性心肌病防治

近年来，在应用阿霉素等抗癌药物治疗癌症的患者中，发生药物性心肌病者呈日益增多的趋势，尤其阿霉素总剂量大于 500 毫克／米^{2}时，在年龄大、体弱多病的妇科肿瘤患者中更易发生。

因此，应积极防治，才能顺利地完成化疗。

（1）临床表现：①起病缓慢，多在应用阿霉素等化学药物治疗后发生，早期患者多无明显自觉症状。②多在第一个疗程后出现所谓感冒样症状，或出现恶心、呕吐、全身倦怠、厌食等症状。③相继出现心悸、胸闷、胸痛、呼吸困难、面部水肿。④可出现各种心律失常。⑤严重者发生心力衰竭、肝大，不能平卧、气喘。⑥心脏有杂音，肺部有啰音，X线胸片心影正常或扩大。⑦心电图可见心律失常，ST-T改变，房室传导阻滞等改变。

（2）防治：①患者在化疗期间如出现感冒样症状或是消化道症状时，应警惕有无化学药物性心肌病的可能，及时向医生反应，进行相关检查。②临床医生在患者化疗期间，每日都应认真全面体检，尤其注意心脏体征，发生异常，及早防治。③已确诊为心肌病者，应绝对卧床休，禁止体力活动，防止发生心力衰竭。④加强营养，补充足量的蛋白质、糖、低脂肪饮食，如蛋类、肉类（少吃红肉）、海产品，豆制品等。⑤一旦出现心律失常者，应暂停化疗，待心功能恢复正常后，可继续进行化疗，或更换治疗方案。⑥应用大量维生素C，每日3～5克，加入5%～10%葡萄糖溶液200毫升内，缓慢静脉滴注。⑦化疗期间应用辅酶Q_{10}，每次10～15毫克，每日3次，饭后口服，2～4周为1个疗程，可以预防和治疗化学药物性心肌病。⑧化疗期间，应多吃富含维生素C的新鲜蔬菜和水果，如花椰菜、青椒、油菜、菠菜、番茄、木瓜、葡萄柚、草莓、柑橘、鲜枣、山楂等。从蔬菜、水果中摄取大量的维生素C是防癌妙药。⑨化疗期间小剂量口服阿司匹林，可预防心肌缺血或心肌梗死。

9．化学药物性间质性肺炎防治

化学药物性间质性肺炎是指化学药物在短期内引起肺间质出现炎症性反应。

（1）原因：化学药物性间质性肺炎，是抗体对化学药物的一种过敏反应，肺间质内毛细血管通透性增强，渗液增多而导致肺间质水肿。

（2）引起间质性肺炎的常见药物：①环磷酰胺（CTX）。②异环磷酰胺（IFO）。③阿霉素（AD1M）。④表阿霉素（EPI）。⑤博来霉素（BLM）。⑥丝裂霉素C（MMC）。⑦足叶乙苷（VP-16）。

（3）诱发因素：①多见于年龄高于60岁者。②化学药物累积量过大者。③患者患有慢性肺部疾病，如慢性支气管炎等。④曾接受过肺部放射治疗者，或曾应用过其他对肺部有毒性药物者。

（4）临床表现：①咳嗽。早期多为干咳，或有泡沫痰，偶有咯血。②发热。不规则发热合并细菌或病毒感染者，可出现高热，体温达39℃以上。③呼吸道症状。呼吸急促，呼吸困难，不能平卧等。④两肺症状。肺部可闻及干啰音或湿啰音。⑤X线胸片。显示两肺呈弥漫性间质性病变或肺底呈片状浸润阴影。⑥早期诊断。早期诊断较为困难，需与癌症肺转移及真菌性肺炎相鉴别。

（5）防治：①凡老年患者，肺功能不良者或患有慢性肺部疾病者，应尽早避免选择有肺毒性的化学药物。②注意化学药物的累积总量，不可盲目加大药物剂量。③密切观察用药期间的呼吸道症状和体征，凡出现无明显原因的干咳、咳痰、呼吸急促等，应及时做胸部X线摄片检查，及早确诊。④确诊后应尽早停止有关化学药物。⑤可应用大剂量激素治疗，如地塞米松。⑥同时给予足量、强效、广谱抗生素治疗。⑦开始给予间断吸氧，或采用高压氧治疗。⑧加强护理，防止呼吸道梗阻。⑨加强营养，给予高蛋白、高能量、多种维生素饮食，以增加抗病能力。⑩补充液体，纠正酸中毒，有利咳痰。

10．化学药物性肾病防治

治疗妇科肿瘤的化学药物，对肾脏也有不同程度的损害作用，严重者可导致急性肾衰竭。

（1）引起肾病变的化学药物：①氮杂胞苷。②顺铂（DDP）。③硝酸镓（GA）。④异环磷酰胺（z-2942）。⑤白介素-2（IL-2）。⑥甲氨蝶呤（氨甲蝶呤，MTX）。⑦丝裂霉素 C（MMC）。⑧普卡霉素（光辉霉素，MTM）。⑨链佐量（链脲霉素，STZ）。⑩ 5-氟尿嘧啶（5-Fu）。⑪ 多柔比星（阿霉素，ADM）。⑫ 洛莫司丁（环己亚硝脲，CCNU）。⑬ 干扰素（IFN）。⑭ 6-硫基嘌呤（6-MP）。⑮ 硫唑嘌呤（AZP）。⑯ 卡铂（CBP）。⑰ 氮烯咪胺（DIC）。⑱ 左旋门冬酰胺酶（ASP）。

（2）临床表现：①多数患者无明显症状。②部分患者可出现不同程度蛋白尿。③部分患者可出肉眼血尿、腰痛、腹痛、尿痛、尿急、尿频等膀胱刺激症状。④少数患者化疗期间出现少尿，甚至至无尿、水肿、血压增高等急性肾功能不全症状。⑤尿检验可检出轻-中度蛋白尿、红细胞、白细胞及管型等改变。⑥肾损害严重者，可导致肾乳头坏死，而出现寒战、高热，预后多不良。

（3）防治：①化疗前应检查肾功能，如有肾功能不全者，应给予保肾治疗，待肾功能恢复正常时再进行化疗。②应用化学药物前，尽量选择对肾脏毒性低的药物。③化疗期间，医生应密切观察病情变化，每周检查 1～2 次尿常规，每个疗程检查 1 次肾功能，如血清尿素氮、肌酐。如发现异常应及时调整用药，停止化疗。④化疗期间，患者应注意休息，避免做剧烈体力活动，避免加重肾脏负担。⑤化疗期间，严防感冒，不去公共场所，以防交叉感染，加重病情。⑥化疗期间，禁止应用肾毒性药物，如庆大霉素、链霉素、卡那霉素、阿司匹林、退热镇痛药等。⑦患者在化疗期间应大量饮水，每日尿量保持在 1500 毫升以上，以利化学药物尽快排出。⑧肾损害严重者，可应用糖皮质激素，如泼尼松，每日 30～40 毫克，分 3～4 次口服，病情好转后应及时减量，并注意其不良反应，以防血压急剧增高，加重肾损害。⑨补充多种维生素，尤其 B 族维生素、维生素 C，有利促进肾功能恢复。⑩病情发展至尿毒症者，应积极给予透析治疗。

11. 化学药物性肝病防治

大多数化学药物均在肝脏代谢，引起肝细胞损害，重者可致肝坏死，也应高度重视，积极治疗。

（1）引起肝细胞损害的化学药物：① 5-氟尿嘧啶（5-Fu）。②喃氟啶（FT-207）。③优福定（UFT）。④丝裂霉素 C（MMC）。⑤阿霉素（ADM）。⑥顺铂（DDP）。⑦环磷酰胺（CTX）。⑧卡氮芥（BC-NU）。⑨甲环亚硝脲（MeCCNU）。⑩嘧啶亚硝脲（ACNU）。⑪甲氨蝶呤（MTX）。⑫阿糖胞苷（ARAC）。⑬更生霉素（ACD）。⑭左旋门冬酰胺酶（ASP）。⑮博来霉素（BLM）。⑯普卡霉素（光辉霉素、光神霉素，MTM）。⑰米尔法兰（LPAM）。⑱氯化亚硝脲（BAUN）。⑲硫唑嘌呤（AZP）。⑳6-硫基嘌呤（6-MP）。

（2）临床表现：①在化疗期间，患者出现乏力、厌食、恶心、呕吐。多被误诊为化学药物所引起的消化道不良反应。②少数患者在化疗期间出现黄疸、肝区隐痛、恶心、呕吐进一步加重。③严重者可出现出血倾向、腹水、肝性昏迷以致死亡。④常伴随骨髓功能抑制，出现白细胞和血小板减少。⑤如伴有肾脏损伤者，可出现不同程度的蛋白尿、镜下血尿、水肿。⑥血清丙氨酸氨基转移酶、碱性磷酸酶升高。⑦肝大，肝区叩击痛阳性，皮肤和巩膜出现黄疸。⑧大便色变浅，尿色变深。⑨严重者，可同时出现心、肝、肾、骨髓及消化系统多脏器毒性反应，此时与癌症转移、复发很难鉴别。⑩血清尿素氮、肌酐、黄疸指数、胆固醇、胆红素均增高。

（3）防治：①化疗前患者应检查肝功能，如肝功能不正常，应积极治疗，待肝功能恢复正常再进行化疗。②化疗前，应尽量选择对肝脏毒性低的化学药物。③化疗期间，应进食高蛋白、高能量、高维生素饮食，如禽类、禽蛋、奶制品、豆制品、鱼虾、新鲜蔬菜和水果。④饮食差者，可静脉补充营养、液体、维生素，保持水电解质平衡。⑤在化疗期间，应定期复查肝功能，发现异常应及时停药。不可继续化疗，以免发生脑水肿及肝坏死。⑥化疗期间，防止过劳和感染，以免加重肝脏负担，并给予保肝治疗。⑦可给予10%葡萄糖溶液500毫升＋维生素 B_6 200毫克，静脉滴注，每日1次。⑧黄疸较重者，应给予糖皮质激素治疗，如地塞米松，每次2毫克，每日3次，口服，待病情好转注意及时减量，可连续用药2～3周。⑨有胆汁淤滞者，可给予苯巴比妥，每次30～40毫克，口服，每日4次。⑩黄疸较重者，也可应用中药茵栀黄注射液，静脉滴注，每日1次。⑪补充多种维生素，维生案 B_1，每次10, 20毫克，每日3次，口服；维生素 B_2，每次5～15毫克，每日3次，口服；维生素C，每次0.2～0.5克，每日3次，口服；维生素E，每次100毫克，每日3次，口服；维生素K，每次2～4毫克，每日3次，口服。肝损害较重者，可用干细胞生长素、胰高血糖素 - 胰岛素（G-I）。此疗法，有促进肝细胞修复与再生的作用。⑫加强支持疗法，适当输注新鲜血、新鲜血浆、凝血酶原复合物，有利于肝损害的恢复和防止并发症的发生。⑬纠正水电解质紊乱，预防肾功能不全，及时补充血容量，静脉补充足够的液体。⑭鼓励患者多饮水和果汁，多食用水果。⑮鼓励患者多进食新鲜蔬菜，不仅能补充多种维生素及矿物质，还具有防治癌症复发的作用。

12. 化学药物引起脱发的防治

引起脱发发生率和脱发程度与所用化学药物的种类及药量有关。

（1）脱发机制：现有的化学药物大都选择性不强，在抑制、杀伤快速增殖的癌细胞同时，对多种健康的组织细胞，尤其对增殖旺盛的毛囊干细胞也有抑制、杀伤作用，导致毛囊干细胞停止增殖，毛囊萎缩，头发脆弱、干燥、变细，毛发失去营养，极易折断或脱落。

（2）引起脱发的化学药物：①重度脱发的化学药物。凡应用阿霉素者，100%于用药后2～3周出现程度不同的脱发；有70%～90%的患者在服用环磷酰胺期间出现脱发，多于用药后3～4周开始脱发；有60%～80%的患者于服用异环磷酰胺后3～5周开始出现脱发；有50%～70%的患者于服用足叶乙苷后2～4周开始出现脱发。②中度脱发的化学药物。博来霉素C（BLM），5-氟尿嘧啶（5-Fu），表阿霉素（EPI），丝裂霉素（MMC），紫杉醇（TAX），多西紫杉醇（DTAX），柔红紫杉醇（DNR），长春新碱（VCR），氨甲蝶呤（MTX），顺铂（DDP），卡铂（CBP），更生霉素（ACTD），长春花碱（VLB）。凡应用以上化学药物时，患者均可出现程度不同的脱发现象，并随药物剂量的增加和疗程的增多而加重。联合用药比单药治疗时脱发严重，而与患者年龄及性别无关。

（3）临床表现：①脱发常开始于给药后2～4周。②脱发先从头顶部开始。③逐渐由中央（心）向地方（四周）脱落。④老年人的白发并非一定脱落。⑤严重者眉毛、腋毛、阴毛也逐渐脱落。

（4）防治：①患者要消除脱发的心理恐惧，以坦然、愉快的心情接受化疗，不仅可减轻脱发，也有利于疾病的恢复。②患者应充分认识到一旦停止化疗，1～3个月可完全长出又黑又密的毛发来。③医生在选择化疗方案时，应尽量避免多种引起脱发化学药物的联合化疗。④化疗期间的短暂脱发，不会使患者残缺不全或失去女性特点。⑤化疗期间的脱发不会改变女性形态，不会改变女性在家庭中的地位，不会改变配偶对自己的态度。⑥在给患者应用上述化学药物的时候，可以应用湿毛巾将头部包住，使头皮温度降低，可减少脱发。⑦有条件者，在化疗期间可头戴冰帽，使头部血管收缩，毛囊供血减少，从而使毛囊干细胞增殖减慢，可减轻和预防毛囊干细胞的损伤程度。⑧国外科学家研究一种可以暂时停止毛发生长的凝胶，涂在老鼠身上，结果发现，老鼠自身的毛及植入到老鼠身上的人类头发，都没有脱落；现已应用于临床，凝胶可以抑制毛囊干细胞的分裂增殖，免受化学药物伤害，遏制毛囊干细胞因为化疗损害而死亡的进程。减少毛囊干细胞的血液供应。

13．化学药物引起组织损伤的防治

治疗妇科肿瘤的化学药物几乎都有局部刺激作用，严重者可导致局部组织坏死，久治不愈。

（1）外漏后引起组织坏死的化学药物：①阿毒素（ADM）。②柔红霉素（DNR）。③米托蒽醌（NVT）。④光辉霉素（MTM）。⑤自力霉素（CCTD）。⑥博来霉素（BLM）。⑦丝裂霉素C（MMC）。⑧氮芥（HNZ）。⑨氯乙亚硝脲（BCNU）。⑩长春新碱（VCR）。⑪长春花碱（VLB）。⑫长春花碱酰胺（VDS）。⑬足叶乙苷（VP-16）。⑭顺铂（DDP）。⑮胺苯丫啶（AMSA）。⑯丙脒腙（MGBG）。⑰阿克拉霉素B（ACM-B）。⑱5-氟尿嘧啶（5-Fu）。⑲表阿霉素（EPI）。

（2）临床表现：①注射局部出现刺痛，严重若出现剧痛。②注射局部血管痉挛，肢端变冷。③化学药物如漏到血管外，局部剧痛难忍、红肿、发热等反应。④数日后局部组织坏死、变黑、色素沉着。⑤如合并细菌感染，局部化脓，红肿加重，持续肿痛。⑥局部淋巴管发炎、淋巴结肿大、压痛或化脓破溃。

（3）防治：①加强护理人员的责任心和同情心，提高护理人员的医德修养，提高护士的护理技术是防治药物外漏的关键。②护理人员应熟练掌握化学药物的性质、毒性反应及防治措施，并密切观察患者用药反应，发生外漏时应立即停止注射。③注射化学药物时，应选择较大血管注射，严防将药物漏于血管外。④局部

有药液渗出者，应立即拨出针头，局部按压 3～5 分钟，以防止出血引起血肿。⑤外漏的局部注射氢化可的松 50～200 毫克，可以减轻局部组织反应和缓解疼痛。⑥可局部应用 0.25%～0.5% 的普鲁卡因 50～100 毫升做环形封闭，可缓解疼痛和组织反应。⑦药物外漏的局部，可用冰冷敷 24 小时，以使局部血管攻缩，减少药液吸收，但要牢记切忌热数。⑧24 小时后局部应用如意金黄散加凡士林外敷，或应用 50% 硫酸镁湿敷，以利消肿、止痛、生肌并促进愈合。⑨局部静脉发生栓塞性静脉炎时，不宜再在此处血管用药。⑩局部合并细菌感染者，应给予抗生素治疗，可根据细菌培养及细菌对药物的敏感试验，选择强力抗生素治疗。⑪患者应进食高蛋白、高能量、高维生素，如瘦肉、奶制品、海产品及新鲜蔬菜、水果等，可促进组织修复。⑫患者体质衰弱、营养不良、贫血时，除静脉补充高营养外，可定期输注新鲜全血，每次 200～400 毫升，输血量不可过多，输血速度不可过快，以免发生心力衰竭、肺水肿。

14. 化学药物引起神经系统损害的防治

不少化学药物可引起严重的脊髓神经病变和周围神经病变，有的化学药物可导致不可逆的神经系统损害。因此，患者在化疗期间应积极防治神经系统损害。

（1）引起神经系统损害的药物：①神经系统毒性高的化学药物。六甲密胺（HMM），左旋门冬酰胺酶（ASP），卡铂（CBP），顺铂（DDP），阿糖胞苷（ARA-C），干扰素（IFN）大剂量，甲基苄肼（MZH），紫杉醇（TAX），5-氟尿嘧啶（5-Fu），异环磷酰胺（IFO），长春新碱（VCB），长春花碱（VLB）。②偶尔引起不可逆性神经系统损伤的化学药物。顺铂（DDP），阿糖胞苷（ARA-C），异环磷酰胺（IFO），紫杉醇（TAX）。③轻度损伤神经系统的药物。胺苯吖啶（AMSA），氮烯咪胺（DIC），叶足乙苷

（VP-16），干扰素（IFN），亚硝脲类药物，塞替派（TSPA）。

（2）临床表现：①多发性神经炎。手脚或足趾疼痛；肢体有蚁爬感或伴有刺痛；四肢远端感觉障碍，呈对称性手套性及短袜性疼痛；严重者自远端向近端进展，并出现肌肉疼痛；运动障碍，肌力减退，最初多见于手指、脚掌、足背，严重者腕肘、踝、膝关节肌力也减退；腱反射消失或减退。②亚急性合并变性。全身无力，对称性肢体远端麻木、刺痛、发冷等感觉异常；胸部出现束带样感觉；肌张力增高，腱反射亢进，或深部感觉减退；下肢出现共济失调，肢体动作笨拙，行走不稳，容易跌倒；严重者可出现大小便失禁、肠麻痹、便秘等。

（3）防治：①患者在化疗前应了解化学药物对神经损害的表现，以便能早期发现、早期治疗。②医生应尽可能选择神经毒性低的化学药物，以减少神经系统损害的概率。③在化疗期间医生应密切观察病情变化，一旦出现上述症状者，应及时调整用药，或停药。④出现神经系统损伤者，应卧床休息，以防外伤。⑤加强营养，应进食高蛋白、高能量、高维生素、高糖饮食，如鱼虾、肉类、奶制品、豆制品、新鲜蔬菜和水果等。维生素 B_2，每次 $10 \sim 30$ 毫克，每日 3 次，口服，或 $50 \sim 100$ 毫亮，肌内注射或皮下注射，每日 1 次；维生素 B_6，每次 $10 \sim 20$ 毫克，每日 3 次，口服，或 $50 \sim 100$ 毫克，皮下注射或肌内注射或加入 5% 葡萄糖 20 毫升中，静脉推注，每日 1 次；维生素 B_{12}，每次 100 微克，每日 1 次，肌内注射，或 500 微克，每周 1 次，肌内注射；辅酶 A，每次 $50 \sim 100$ 单位，溶于 5% 葡萄糖注射液 500 毫升，静脉滴注，每日 1 次；三磷腺苷（ATP），每次 20 毫克，每日 $1 \sim 2$ 次，肌内注射，或加入 5% $\sim$ 10% 葡萄糖液 $10 \sim 20$ 毫升中，缓慢静脉推注；病情进展迅速者，可给予糖皮质激素，如地塞米松，每日 $15 \sim 20$ 毫克，静脉滴注；或氢化可的松，$100 \sim 300$ 毫克，静脉滴注；复方丹参片，每日3～5片，每日3次，口服。加强肢体被动运动，可由家人帮助锻炼；如推拿、按摩、理疗、体疗、针灸。

15. 化疗期间的饮食调养

妇科肿瘤患者在化疗期间出现许多不良反应，最多的是食欲缺乏，味觉异常，并伴有恶心、呕吐，而导致消化吸收障碍，如不及时采取有效措施，必然出现营养不足，体质下降，抵抗力降低而感染，甚至死于化疗期间。因此，化疗期间要注意营养调养，以提高机体对化疗的耐受力，才能保证化疗顺利完成，取得战胜癌症的胜利。

（1）化疗期间的饮食烹调方法：食物中可适当加些调味品，如香甜味、咸味；食物内可适当增添些色调，如青绿、金黄、红色、多颜色、全颜色；食物的形状可多做些改变，如菱形、三角形、方形等；可适当增加食物的新鲜度，如鲜汤、甜汤、鲜蔬菜、海鲜产品等。饮食要多样化，香、味、色、形俱佳。

（2）化疗期间的进食方法：①早吃早餐。即在化疗前4小时进食早餐，当化疗药物引起呕吐时，胃内容物已排空，可防止呕吐影响健康。②少吃午餐。即在中餐少吃或不吃，以达到少吃少吐，不吃不吐的目的。③晚吃晚餐。即化疗药物的不良反应减弱时，几乎没有恶心、呕吐感，再进食晚餐。这种进食方法，即减少呕吐，又能保证机体营养的需要。

（3）化疗期间的饮食结构：①早餐食用清淡又富有营养的饮食，如牛奶、面包、酱黄瓜，有利于胃排空。②晚餐宜选择有足够能量及营养的饮食，如瘦肉、蛋、奶、鱼虾、豆制品。③多吃富含维生素A、维生素C的饮食，如绿色蔬菜和水果。

八、女性癌症放射治疗并发症防治

1. 放射性皮炎防治

妇科肿瘤患者进行放射治疗过程中，由于放射线（主要是β线、γ线及X线）照射引起局部皮肤出现炎症性损害。

（1）临床表现：往往由于一次或多次放射线照射而引起，对放射线敏感者剂量不大也可发病，潜伏期因放射线的剂量和个人的耐受性不同，多在1～3周不等。①皮肤损害程度。1度皮肤损害起初为鲜红，以后渐渐转为暗红斑，并有轻度水肿。多于3～5周内红斑消退，出现脱屑及色素沉着。自觉症状有局部灼热及刺痛感。2度时照射局部出现严重的水肿型红斑，数日后出现水疱，水疱破溃后形成溃疡，一般1～3个月方能痊愈，愈后留下色素沉着或色素脱失斑。自觉症状瘙痒、灼痛明显。局部有毛细血管扩张使皮肤萎缩。3度时照射局部出现组织坏死，形成顽固性溃疡，深度可达皮下组织、肌肉，甚至骨组织，愈后留下萎缩性瘢痕。溃疡瘢痕可能发生癌变。自觉症状有疼痛及剧痒难以忍受。放射性皮炎可有全身症状，如头痛、头晕、恶心、呕吐、精神不振等表现。②实验室检查。外周血白细胞减少。

（2）预防：①临床医生应严格掌握放射治疗的适应症，能用化疗替代者，应尽量避免应用放射治疗。②放射科医生应严格掌握放射治疗的部位、照射野、照射治疗剂量等。③患者要密切配合医生治疗，保持皮肤上用红墨水划出的皮肤印子，以保证照射野清楚。④医生和患者均应仔细观察治疗后局部皮肤变化，一旦发生严重皮炎，原则上应停止照射治疗，并定期随访。

（3）治疗：①照射区皮肤要充分暴露，避免摩擦。②内衣要柔软、干净，不穿化纤内衣。③照射区的皮肤应避免暴晒和风吹。④照射区的皮肤不可用过热的水洗浴，不要用刺激性强的洗涤用品。⑤照射区皮肤刺痒时，严禁用手去搔抓，以免使破溃区扩大、感染、化脓，不易愈合。⑥1～2度红斑水肿明显时，可用炉甘石洗剂外擦或3%的硼酸溶液湿敷，或用薄荷淀粉、氢地油外擦。无水肿渗出的急性皮炎，可用维生素E霜，或用10%鱼肝油软膏，亦可选用糖皮质激素类霜或软膏。⑦对皮肤溃疡性损害，可用抗生素软膏，如莫匹罗星、红霉素软膏、10%鱼肝油软膏或行氦氖激光治疗。⑧对顽固性溃疡，长期不愈者可考虑手术切除并行植皮术。⑨加强营养，给予高蛋白、高能量、高维生素饮食，如瘦肉、奶类、豆制品、鱼虾，新鲜蔬菜和水果。⑩补充多种维生素，如维生素A、维生素D、B族维生素、维生素C、维生素E，必要时补充液体、能量合剂、氨基酸等，体质衰弱或贫血或白细胞减少者，可输注新鲜全血。⑪小剂量照射时可引起慢性放射性皮炎，其潜伏期可达数年或数十年之久。因此，患者应定期随访。⑫照射部位的皮肤日后可形成顽固性溃疡或疣状增生，并可继发癌变。应密切观察局部病情变化。⑬慢性损害者，可口服复方丹参片，每日3次，每次4～6片。⑭可进行理疗，以改善受损局部的血液循环，促进组织增生。⑮局部病变范围较大，长期不愈者，可输注低分子右旋糖酐500毫升，每日1次，以改善全身血液循环。⑯受损皮肤严禁再接受放射线照射。

2. 放射治疗期间的营养调护

众所周知，放射治疗是妇科肿瘤患者的一种辅助治疗方法，放疗除了杀灭肿瘤细胞外，同时对机体的正常细胞也造成不同程度的损害，严重者可出现骨髓造血功能抑制和免疫功能下降等多种并发症。因此，放疗期间的饮食需遵循以下原则。

（1）给予高蛋白、高能量食物：如肉类（猪、牛、羊肉及禽类）、蛋类、奶类、豆类、花生等，有助于提高机体免疫力和抗体对放射治疗的耐受力，以保证放疗的顺利进行。

（2）给予富含多种维生素的蔬菜和水果：如芦笋、大蒜、胡萝卜、番茄、圆白菜、花菜及其他绿色新鲜蔬菜，香蕉、樱桃、苹果、刺梨、柑橘、桃、草莓、龙眼肉、葡萄等。

（3）给予具有抗癌作用的食物：包括常见的矿物质：如镁、钙、钾、硫、铁及微量元素钼、硒、锌、锰、铜、碘、铬、锗等，还有大豆类、葱属植物、海产品、动物肾脏、蔬菜和水果等。

（4）补充脂肪和糖类：如植物油和米、面等。

在食物的选择过程中，需重视以下几点：①要充分满足患者在放疗期间所需要的足够的营养素和维持患者良好的营养状态，以增强抗体的免疫功能，保证放疗的进行。②放疗后出现恶心、呕吐时，应少量多餐，进食易消化的食物，不吃过甜、辛辣油腻和气味不正的食物。③不吃发霉变质的食物，不吃不新鲜的蔬菜，不吃烟熏、火烤和反复用过的油所炸出的食物，不吃含有防腐剂和色素的瓶装、袋装食品。④多吃新鲜蔬菜和水果，以及各种豆类、菌类、藻类食物。⑤改变单纯以精白米、面做主食的习惯，适宜地调配一定比例的粗粮，如全麦面粉、玉米面。饮食中增加坚果类食物，如核桃仁、莲子、大枣、葡萄干、花生仁等。⑥应多食用海鱼及鱼类、虾类等水产品。⑦作为日常膳食饮料应每日饮低脂牛奶或无脂酸奶，有助防癌抗癌。⑧戒烟、戒酒、多饮水，多吃西瓜、梨等。⑨大量饮绿茶，每天5杯以上，不仅利尿解毒，还具有抵抗辐射的作用，有防止癌症复发的作用。⑩饮食上，要做到色、香、味、形俱佳，种类多种，易消化、富营养。患者要把吃好饭当做首要的治疗。营养失调将导致放疗终止。⑪全腹照射出现恶心、呕吐时，患者除多饮水外，可通过静脉补充液体、电解质和营养成分。⑫恶心、呕吐时，可用生姜汁3～5滴滴入舌下，或咀嚼生姜片，将姜汁咽下，姜渣含在口中。⑬出现腹泻时，可进食半流质饮食，如藕粉、米粥、细挂面、蒸嫩蛋羹、鲜牛奶加水、豆花等，防止进食油腻之品。

3．放疗期间恶心呕吐的防治

肿瘤患者在放射治疗期间常出现一些不良的全身反应，如不及时防治将影响放疗的顺利进行。恶心、呕吐、食欲缺乏等是放疗时最常见的不良反应之一。

（1）原因：①放疗后引起胃肠功能紊乱。②患者脑干受到放射线照射。③放疗时放疗区太大，损害胃肠功能。④患者精神紧张、忧虑等引起胃肠功能失调。⑤患者因疼痛而致的疼痛反射。⑥肿瘤本身所致的食欲缺乏、厌食等。

（2）防治

①心理治疗。消除精神紧张，树立顽强的毅力和战胜癌症的决心，吃好饭是首要的治疗。

②饮食治疗。少吃多餐，或早餐少吃，午餐、晚餐多吃；少吃或不吃不易消化的食物，不吃过甜、过于辛辣、过于油腻，或气味不正的食品；可食咸味的点心，或清淡食物，饭菜应做到色、香、味俱佳和多样性，以诱导食欲。

③药物治疗。维生素 B_6，每次 10～20 毫克，每日 3 次，饭前 30 分钟口服；甲氧氯普胺，每次 5～10 毫克，每日 3 次，饭前 30 分钟口服；多潘立酮，每次 10 毫克，每日 3～4 次，饭后服；胃蛋白酶，每次 0.3～0.6 克，每日 3 次，饭后或饭前口服。昂丹司琼（枢复宁）于放疗前缓慢静脉注射（或静脉滴入）8 毫克，溶于生理盐水或 5% 葡萄糖液 100～200 毫升内，或于治疗前 1～2 小时口服 8 毫克，此后每 8 小时注射或口服 1 次（8 毫克）。呕吐严重者，应给予输液，如生理盐水，葡萄糖液，每日补

液 1000～2000 毫升，并给予维生素 B_6，20 毫克，肌内注射，或每次 10～20 毫克，静脉滴入。

④中医治疗

【组　成】黄芪 30 克，生地黄 30 克，玄参 15 克，南沙参、北沙参各 15 克，麦门冬 12 克，芦根 30 克，石斛 15 克，玉竹 10 克，金银花 15 克，白花蛇舌草 30 克。

【服　法】水煎，每日 1 剂，分 2 次服。

【加　减】胃阴不足，恶心、呕吐者，可加姜竹茹 9 克，代赭石 15 克；失眠虚烦者，可加百合，炒酸枣仁各 9 克；血常规偏低者，可加黄精 20 克，何首乌 15 克。

⑤针刺：可针刺两侧内关、足三里穴，每日 2 次。

⑥推拿或按压：患者仰卧，施手掌推拿腹部，以胃体表投影区域为重点，来回操作 5～8 分钟，每日多次。

4．放射性骨髓造血抑制的防治

骨髓造血受到抑制是放疗期间较多见的不良反应，主要表现是白细胞和血小板减少，严重者可出现贫血。白细胞减少时，患者出现全身乏力，易导致感染，严重者可发生致死性咽峡炎、败血症。血小板减少时，患者皮肤黏膜出现出血倾向，有出血点、紫癜，严重者可导致内脏出血，如颅内出血可致死。

（1）原因：①放射治疗时胸骨、肋骨、脊椎骨等也受到照射，导致骨髓造血干细胞的功能暂时性减退，严重者不易恢复，可致再生障碍性贫血、全血细胞（白细胞、红细胞、血小板）减少。②由于恶心、呕吐、食欲缺乏，进食减少，可导致机体造血原料的不足或缺乏。③肿瘤患者手术时失血过多或术后发生出血等合并症，可导致血细胞减少。

（2）防治

①白细胞轻度减少者。如白细胞计数为 $(3.0～4.0)×10^9$/升时，

患者应多吃富含造血原料及多种维生素的食物，如动物肝脏、瘦肉、豆制品、奶制品、新鲜蔬菜和水果，以促进骨髓造血，应消除对放疗的思想顾虑，将吃好饭当作治疗的第一需要，能吃者应尽最大努力去吃，能吃三餐者绝不吃两餐，想方设法，就是要吃好饭，骨髓得到造血物质，才能产生血细胞。同时需使用药物治疗，利血生，每次 20 毫克，每日 3 次，口服；氨蝶呤钠（白血生），每次 200～300 毫克，每日 3～4 次，口服；鲨肝醇，每次 50 毫克，每日 3 次，口服；肌苷，每次 200～600 毫克，每日 3 次，口服；维生素 B_4，每次 10～20 毫克，每日 3 次，口服。

②白细胞降至 3.0×10^9/ 升以下者。应及早应用促进白细胞生成的药物，可选用重组人粒细胞集落刺激因子（G-CSF），每日 2～5微克 / 千克体重，每日 1 次，皮下注射；亦可选用粒 – 巨噬细胞集落刺激因子（GM-CSF），每日 3～10 微克 / 千克体重，每日 1 次，皮下注射。以上两种药一般应用 5～7 日，白细胞即可升至正常，但仍需继续进行放疗。经上述治疗，白细胞仍无上升者可暂停放射治疗。或给予大剂量丙种球蛋白静脉注射或输注新鲜血液。浓缩白细胞输注疗效不肯定，且有明显的不良反应，不宜应用。

③血小板减少至（50～100）$\times 10^9$/ 升者。患者应多食富含造血原料及多种维生素的食物，如动物肝脏、瘦肉、豆制品、奶制品、新鲜蔬菜和水果，有利于提升血小板。同时应使用药物治疗，可应用上文所述的升白细胞药物治疗，但疗效有限。可服益气养血的中草药，如黄芪、熟地黄、当归、白芍、鸡血藤、女贞子等各等份，水煎，每日 1 剂，分 2 次服；有助于提升白细胞和血小板。

④血小板降至 50×10^9/ 升以下者。可酌情重复输注血小板悬液，静脉输注丙种球蛋白，暂停放射治疗，待血小板恢复正常后再继续进行放射治疗。

⑤白细胞减少者。应积极预防感染，减少或限制探视，病（卧）

室内用紫外线消毒，不去人多的公共场所，并加强皮肤和黏膜的清洁卫生。

⑥血小板减少者。应卧床休息，避免外伤。防止内脏及颅内出血，可用止血药物和改善血管通透性药物，这类药物包括卡巴克咯（安络血），每次5毫克，每日3次，口服，或肌内注射，每日1次，每次10毫克；维生素K_3，每次4毫克，每日2~3次，肌内注射；止血敏，每次0.5~1.0克，每日3次，口服；维生素C；大剂量每日5克，稀释后静脉注射，持续用药3~5日。此外，还应多吃十字花科类蔬菜，如油菜、青菜、芥菜、雪里蕻、圆白菜、萝卜等。这些蔬菜具有清除活性氧自由基的功能，可缓解放疗和化疗过程中所引起的白细胞、血小板减少并具有抗突变作用，有助于防治癌症复发。

5．放射性肠炎防治

放射性肠炎是由于放射治疗肿瘤而引起的一种肠道并发症，比较多见，多发生于放射治疗后半年至一年内，按受损肠段，又分别称放射性小肠炎、放射性结肠炎、放射性直肠炎等。

放射性肠炎的部位及严重程度，与癌症的原发部位及放射治疗的方式、范围、剂量、时间等因素有关，也与有无腹腔器官手术史、炎症和感染等因素有关。

（1）临床表现

①早期表现。恶心、呕吐是出现最早、频率最多的表现，轻者呕吐为胃内容物，重者可有血丝和胆汁。任何一段放射性肠炎均可出现腹泻，随着放射治疗剂量的增加，腹泻亦严重，可呈水样便、黏液便、血便，大便次数增多，每日3~5次，多者可达10次以上。放射性小肠炎者会出现腹痛，腹痛多发生于进食后，而放射性结肠炎患者及放射性直肠炎患者，腹痛多与排便有关，且多伴有里急后重。放射性直肠炎者，便血量不等，可为微量、

大量至有血块排出。里急后重多见于放射性直肠炎，放射性结肠炎患者，常出现直肠肿痛，下坠感，严重者坐卧不安，疼痛可向骶尾部、大腿或腹股沟处放射，严重者于排便、行走或站立式疼痛加重。

②后期表现。放射性肠炎的后期症状可出现于放射治疗半年后，也可发生于放射治疗后的 10 年甚至 30 年后。可发生肠溃疡、穿孔及狭窄；常出现剧烈腹痛、恶心、呕吐、血性腹泻，腹胀等；少数病例可发生肠坏死、肠穿孔并发腹腔脓肿；如出现肠狭窄可导致肠梗阻、大便变细；排便困难或出现顽固性便秘；与邻近器官形成瘘管者，可出现气尿、阴道排出粪便等表现。

放射性肠炎有时与癌症的转移或复发的鉴别有一定困难，应引起医生与患者高度重视，随着放射治疗的广泛应用，放射性肠炎的发病也日渐增多。

（2）防治：①临床医生严格掌握放射治疗的适应证，严禁滥用。②放射治疗的医生要严格掌握放射治疗的剂量，不可盲目加大剂量、范围和时间，并采取保护措施。③接受腹部放射治疗的患者，也应了解放射治疗的不良反应及其临床表现，提高自我保护意识，可以与医生共同研究放射治疗的方案和预防措施。④已发生放射性肠炎时，应卧床休息，防止过度体力活动。⑤应进食少渣、低脂、易消化的饮食，以免导致肠穿孔。⑥症状严重者，可暂停放射治疗或终止放射治疗。⑦腹泻严重者，可给予与收敛药，如中药煎服（石榴皮 30 克加水 300 毫升煎至 50 毫升），每日 1 次。⑧腹泻严重者，可应用止泻药。⑨腹泻明显者，可用溴甲阿托品、丁溴东莨菪碱等。⑩放射性直肠炎腹痛者，可用 2% 苯佐卡因棉子油直肠灌注。⑪合并细菌感染，可口服阿莫西林，每次 1.0 克，每日 2 次。⑫肠道出血者，可在窥镜直视下进行压迫止血或敷以止血药，如明胶海绵、云南白药等。⑬营养失调者，可静脉输液或给予静脉内高营养疗法。

6．放射性肠炎食疗方

大多数放射性肠炎患者可望能逐渐恢复，其中有 2/3 的轻症患者可于 4～18 个月内改善或痊愈。而行广泛的盆腔手术再加放射治疗的患者，其预后常较差，严重的放射性肠炎死亡率为 20% 左右。为减少放射性肠炎的并发症，提高治愈率，减少死亡率，可采用我国特有的食疗。

（1）猪肉鲫鱼粥

【材　科】生猪肉 200 克，鲫鱼 100 克，大米 100 克，食盐适量。

【做　法】大米用水淘洗干净；鲫鱼去鳞、肠杂及鱼头后切成小方块；生猪肉切成小方块。将大米、鱼块、猪肉块放入锅内，加水适量，再加食盐充分搅拌）置于旺火上，煮沸后改为文火，炖至米烂肉熟即可。

【功　效】健脾补血，解毒清汤。

【用　法】早、晚各服食 1 次。适用于放射性肠炎便血者。

（2）干姜粥

【材　科】干姜 3 克，高良姜 53 克，粳米 100 克。

【做　法】先将干姜，高良姜用水洗净，放入锅内加水适量，煎煮取汁，去渣。将姜汁放入粳米内，共煮成粥即可。

【功　效】温暖胃肠，驱寒止泻。

【用　法】早、晚各服食 1 次。适用于放射性肠炎腹痛、腹泻者。

（3）红薯粥

【材　科】红薯 50 克，小米 50 克。

【做　法】红薯用水洗净，去皮，切成小块；米用水淘洗干净。红薯同小米一向放入锅内，加水适量，先用旺火煮沸后改为文火煮至米烂成粥。

【功　效】健胃养肠，益气通便。

【用法】早、晚各服食 1 次。适用于放射性肠炎便秘者。

（4）芝麻粥

【材科】芝麻 6 克，粳米 50 克，蜂蜜少许。

【做法】芝麻除去泥沙，用水淘洗干净，放锅，用中火炒熟取出，研成粉末；粳米用水洗净，放入锅内，加水适量，用旺火煮沸后，改为文火，煮至米八成熟时，加入蜂蜜芝麻粉继续煮烂成粥。

【功效】滋阴润燥，抗癌补血。

【用法】早、晚各服食 1 次。适用于放射性肠炎便秘者。

（5）荞麦桂圆粥

【材科】脱壳荞麦粒 250 克，桂圆 75 克，凉水 2000 毫升。

【做法】荞麦粒用水淘洗干净，放入锅内，加水适量，先用旺火煮沸后，改为文火煮 20 分钟，放入桂圆，煮沸 5 分钟，盖上锅盖，再焖 10 分钟即可。

【功效】开胃宽畅，止痛消食。

【用法】早、晚各服食 1 次。适用于放射性肠炎腹痛者。

（6）苦楝根粥

【材科】苦楝根白皮 15 克（鲜根 60 克），粳米 100 克。

【做法】将苦楝根皮洗净，放锅内，加水适量，用文火煎煮，取汁去渣。用苦楝根皮汁与粳米同煮，先用旺火煮沸后，改为文火，将煮至米烂成粥即可。

【功效】通利大肠，抗癌止痛。

【用法】早、晚各服食 1 次。适用于放射性肠炎出现腹胀、腹痛等。

（7）赤小豆冬瓜鲤鱼汤

【材科】鲜鲤鱼 1 条（约 500 克)，赤小豆 100 克，冬瓜 200 克。

【做法】将鲜鲤鱼去鳞、鳃、内脏等杂物后，用水洗净，同赤小豆一起煮至半熟时加入冬瓜，继续煮至鱼肉烂汤白；熟后用纱布过滤除渣即可。

【功　效】清热解毒，补充蛋白。

【用　法】每日饮 2 次，每次饮 250 毫升，2 周为 1 个疗程。适用于放射性肠炎出现营养不良或水肿者。

（8）莴笋三鲜汤

【材　料】莴笋 25 克，核桃仁 25 克，鸡脯肉 50 克，高汤 750 毫升，蛋清半个，水淀粉 10 克，酱油、鸡精、食盐各少许。

【做　法】莴笋洗净切片；鸡脯肉洗净切片加蛋清、淀粉、食盐搅匀。锅内加入沸水，放入鸡肉片，沸后捞出；莴笋片和核桃仁用开水汆过，捞出。将上料全部放入碗内；将高汤煮沸后浇入碗内即可。

【功　效】升膈降热，抗癌滋补。

【用　法】早晚各 1 次，饮汤食料。适用于放射性肠炎出现营养不良者。

（9）云耳菱角薏米粥

【材　料】云耳 12 克，菱角 500 克，生薏苡仁 40 克，熟薏苡仁 40 克，粳米 40 克，陈皮 1 块，食盐少许。

【做　法】将菱角去壳取肉，洗净备用；云耳、生薏苡仁、熟薏苡仁、陈皮、粳米用清水浸透洗净。将上述用料一同放入瓦煲内，加水适量，先用旺火煮沸后，改为文火，煲至米开花成稀粥，加食盐即可。

【功　效】清热利湿，抗癌健脾。

【用　法】早、晚各服食 1 次。适用于放射性肠炎顽固性便秘者。

7. 放射性膀胱炎、尿道炎防治

妇科肿瘤患者大多需要进行放射治疗，通常需要照射面积较大，治疗剂量也较高，因此易出现放射性膀胱炎、放射性尿道炎、放射性阴道炎等不良反应。应引起注视，增强防治意识。

（1）临床表现

①放射性尿道炎。妇科肿瘤患者在接受放射治疗后，可出现不同程度的放射性尿道炎，主要表现在放射治疗后，初为尿道口发红，随着放射治疗剂量的增加，可出现刺痛、尿道口肿胀、排尿时刺痛加重，继而出现尿急、尿频，重者可有血尿。

②放射性膀胱炎。放射剂量较高时或放射治疗时间增多，可出现膀胱炎，其主要表现为排尿时尿道烧灼感，有严重的尿急、尿频、尿痛、血尿。重症者出现急迫性尿失禁（憋不住尿），耻骨弓上不适感；合并细菌感染者，可出现发热、脓尿。

③放射性阴道炎。妇科肿瘤患者在接受放射治疗后，可出现不同程度的放射性阴道炎，主要表现在放射治疗后，初为阴道口发痒、发红、微肿；随着放射治疗剂量的增加，出现阴道口刺痛，分泌物增多，重者出现下腹下坠感。

④放射性膀胱纤维化和挛缩性膀胱。个别患者和重症患者可出现的副作用为放射性膀胱纤维化或挛缩性膀胱，膀胱容量缩小，出现明显的尿频、尿急、尿少和尿痛；膀胱直肠瘘或膀胱阴道瘘，出现尿中有粪便排出，或尿液由阴道排出。

（2）防治：①妇科肿瘤患者凡是接受放射治疗都不可避免地出现轻度并发症。因此，患者要有思想准备，消除恐惧心理，积极配合治疗，轻度反应经休息后均可恢复正常。②放射治疗时应制订合适的治疗方案，放射定位要尽量准确，并保护好正常组织，避免高量点治疗。③放射治疗面积较大，到一定剂量时，可酌情缩小治疗面积。④在放射治疗的过程中，患者应多饮水，进软食，多吃新鲜蔬菜和水果，以防止大便干燥。

8. 妇科癌症骨转移的新疗法

在妇科癌症中约有 50% 的癌症患者于晚期出现骨转移，骨转移所引发的疼痛常令患者痛苦不堪，彻夜难眠，以前大多顽固难愈。

有学者指出，骨转移的患者只需接受一次静脉注射 [89] 锶，就能自行有效地聚集在骨转移部位，约有 90% 患者疼痛明显减轻或局部缓解，其中有 20% 患者骨痛完全消失。[89] 锶治疗十分方便，患者不需住院，尤其对有多发性骨转移者尤为方便。

研究者认为，[89] 锶对于前列腺癌及乳腺癌等转移到骨骼的多种癌症疗效较佳。在治疗后 7 ～ 20 天开始出现疗效，疼痛缓解，继而疼痛消失。

[89] 锶安全性非常高，很少出现毒性反应，无消化道不良反应和脱发。主要的不良反应有轻度白细胞和血小板减少，多于 12 周内恢复正常，惟一的缺点是治疗费用高。